_____ 드림

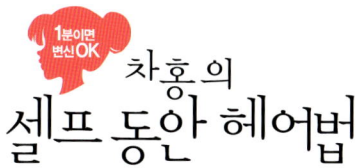

차홍의
셀프 동안 헤어법

차홍의 셀프 동안 헤어법

초판 1쇄 발행 2011년 7월 20일
초판 6쇄 발행 2015년 9월 22일

지은이 차홍

발행인 장상진
발행처 경향미디어
등록번호 제313-2002-477호
등록일자 2002년 1월 31일

주소 서울시 영등포구 양평동 2가 37-1번지 동아프라임밸리 507-508호
전화 1644-5613 | **팩스** 02) 304-5613

ⓒ 2011 차홍

ISBN 978-89-6518-030-2 13590

· 값은 표지에 있습니다.
· 파본은 구입하신 서점에서 바꿔드립니다.

1분이면 변신 OK

차홍의
셀프 동안 헤어법

차홍 지음

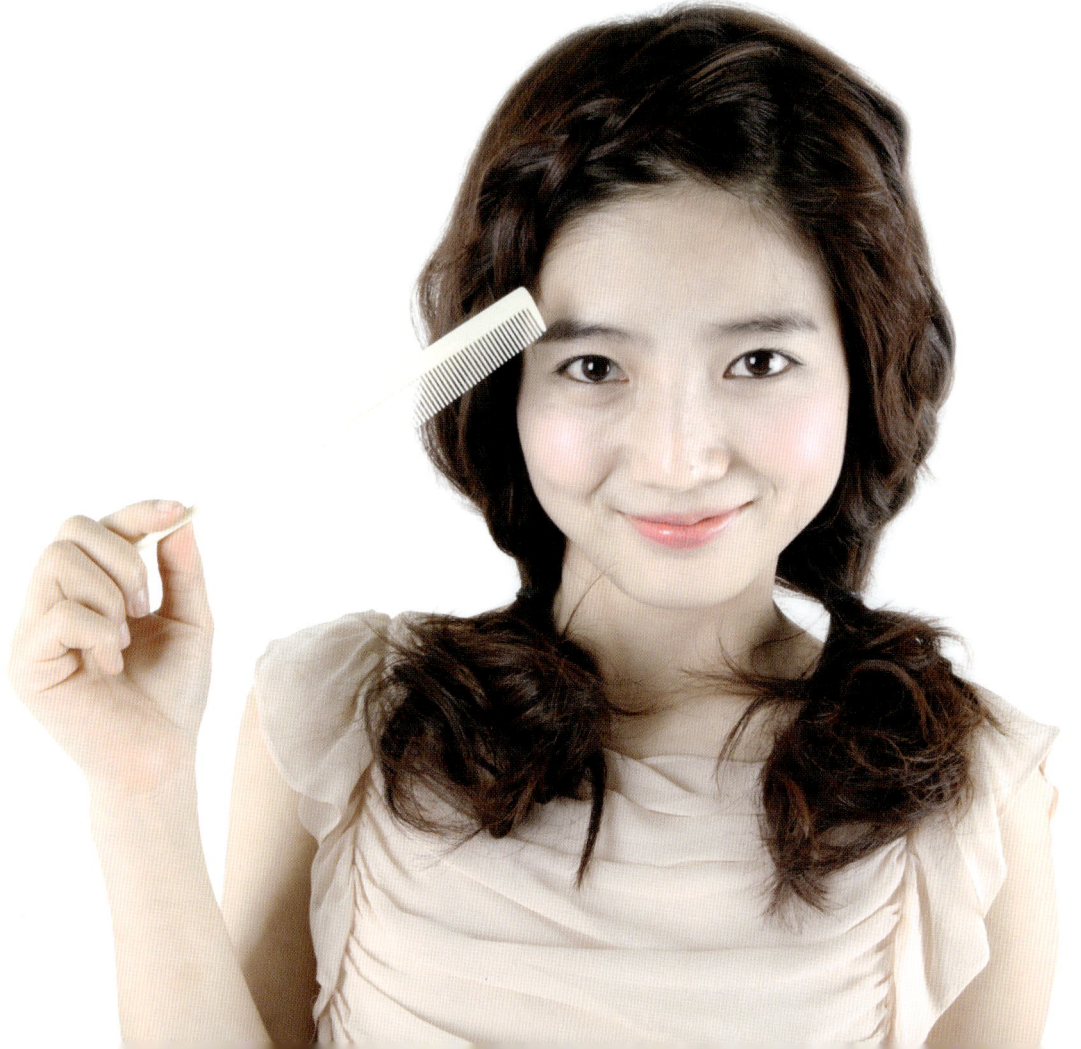

경향미디어

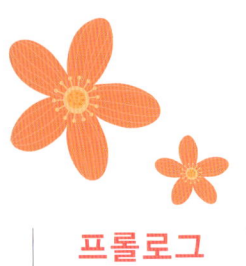

프롤로그

헤어 스타일링 독립의 날을 기대하며!

대한민국 모든 여성들이 자신에게 맞는 헤어스타일을 언제 어디서든 스스로 하는 그날까지 늘 연구하는 헤어디자이너가 되고 싶어요!

제가 수년간 헤어디자이너로 일해오면서 가장 많이 듣는 말은 이런 것이었어요.

"미용실에서는 예쁜데 집에 가서 저 혼자 하면 이렇게 안 나와요."

그냥 웃어 넘길 수밖에 없던 일상적인 멘트가 되어버린지 오랩니다.

어느 날 길을 걷다가 마주친 고객에게 반갑게 인사를 건네는데, 2주 전 제가 해드린 스타일은 온데간데 없고 정체불명의 헤어스타일이 눈에 들어왔어요.

그 이후로 저의 고민이 시작되었습니다. '과연 미용실에서 내가 연출하는 예쁜 헤어스타일이 오랫동안 유지될 수는 없을까? 모발은 계속 자라기 때문에 시간이 지남에 따라 형태가 변하니 어쩔 수 없다고 해도, 미용실 또는 헤어디자이너에게 의지하지 않고 스스로 할 수는 없을까?' 이러한 계기로 '셀프 스타일링'이라는 생소한 분야를 개척하게 되었습니다.

헤어디자이너를 제외하고 일반 사람들은 1년 365일 중에 300일이 넘는 날을 항상 샴푸하고 스타일링합니다. 결국 미용실에 와서 하는 스타일링보다 일상에서 스스로 하는 스타일링이 더욱 중요하고 가치 있는 일이라 생각하였습니다.

많은 방송과 강의, 그리고 살롱에서 항상 고객들에게 강조하는 것은 '스스로 스타일링 독립!' 입니다. 이런 저의 작은 목소리에 요즘 들어 점점 공감대가 형성되고 있는 것을 느낍니다. 곳곳에서 여러분이 보여주는 뜨거운 반응이 저를 놀라게 하고, 더 큰 책임감을 갖게 하였습니다. 그래서 더욱 발전하는 원동력이 되었습니다.

우리나라는 미용실 수에 비해 헤어제품 시장이 열악하지만, 서구 선진국이나 일본만 보아도 시중에 다양한 헤어제품이 판매되고 있습니다. 이는 그들에게 '셀프 스타일링'이 일상속에 자리잡고 있다는 반증입니다. 그런데 참 다행으로 여겨지는 것이 있어요. 이제 이러한 문화가 한국에도 빠른 속도로 상륙하고 있다는 것입니다.

사람들의 시대적 열망을 가슴 깊이 반영하여 기다리고 기다리던 책이 나왔습니다. 저에게 가장 소중한 여러분의 헤어스타일을 책임질 든든한 바이블입니다. 차홍이라는 이름을 브랜드로 한 책이 출간되어 정말 기뻐요. 앞으로 더욱 새롭고 다양한 스타일을 개발해서 2탄, 3탄 시리즈가 탄생되었으면 좋겠어요……. 저는 이제 여러분의 '스타일링 독립의 날'이 머지않아 올 것을 기대합니다. 그 길목에 이 책이 조그만 도움이 되기를 간절히 바랍니다.

2011년 7월
여러분의 헤어디자이너 차홍

차례

프롤로그 ...4

동안의 비밀 ...10

길이별 동안 헤어 ...11

스타일을 완성하는 헤어 도구 ...12

Chapter 1
동안 이미지를 만드는 헤어 공식

동안 법칙 1. 긴 얼굴을 짧게 만들어라

-가르마가 중요한 이유 ...16

-가르마에 따른 이미지 체킹법 ...17

❶ 가르마를 타지 마라 ...18

-앞머리가 있으면 어려 보이는 이유 ...20

-앞머리 Before & After ...21

❷ 앞머리 자르기: 엄지커트 ...22

❸ 귀여운 애교머리 만들기 ...24

❹ 하루 종일 볼륨 있는 앞머리 유지하기 ...26

동안 법칙 2. 이마와 턱선을 보이게 하라

-머리를 묶어라 ...28

❶ 포니테일 스타일 ...30

❷ 밑으로 포니테일 ...32

❸ 업두 스타일 ...34

동안 법칙 3. 내추럴한 스타일을 고수하라

-불규칙하게 대충대충 손 빗질 ...36

-옆 볼륨 Before & After ...37

❶ 옆 볼륨 살리는 방법 ...38

동안 법칙 4. 머리카락을 도구로 활용하라

❶ 사과머리 ...40

❷ 벼머리 ...42

❸ 리본머리 ...44

❹ 땋은 헤어밴드 ...46
❺ 히피밴드 ...48
❻ 미니 베이비 업 ...50

Chapter 2
1분 안에 이미지 변신하는 셀프 스타일링

셀프 헤어법 1. 귀여운 스타일링
❶ 단발머리 만들기 ...54
❷ 3단 묶기 ...56
❸ 꽁지머리 ...58
❹ 땋은 업두 ...60
❺ 미니번 ...62
❻ 옆으로 묶기 ...64

셀프 헤어법 2. 시크한 스타일링
❶ 파워 포니테일 ...66

셀프 헤어법 3. 단아한 스타일링
❶ 웨이브 ...68
❷ 옆으로 묶기 ...70
❸ 반 묶기 ...72
❹ 양쪽 묶기 ...74

셀프 헤어법 4. 섹시한 스타일링
❶ 흘러내리는 포니테일 ...76

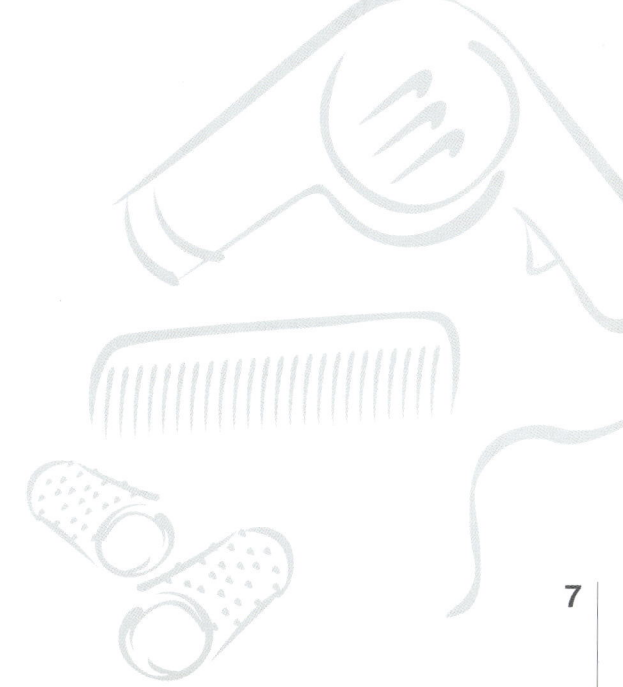

차례

Chapter 3
헤어 소품으로 미용실에 간 듯한 느낌 살리기

소품 활용 1. 헤어밴드 연출법
❶ 얼굴형에 맞는 헤어밴드 ...80
❷ 기본 밴드 ...82

소품 활용 2. 모자 연출법
❶ 야구 모자 ...84
❷ 페도라 ...86
–기본 모자를 활용하는 이미지 연출법 ...88
–헤어핀 기본 연출법 ...89

소품 활용 3. 핀 연출법
❶ 헤어핀 ...90
–헤어코사지 활용 ...92
–헤어슈슈 활용 ...93

소품 활용 4. 스카프 연출법
❶ 망사 스카프 1 ...94
❷ 망사 스카프 2 ...96
❸ 컬러스카프 1 ...98
❹ 컬러스카프 2 ...100
❺ 보헤미안 스카프 ...102
–스카프 활용 ...104
–안경 연출법 ...105

Chapter 4
다양한 앞머리 연출로 10년 어려지기

❶ 도날드덕 앞머리 ...108
❷ 사이드뱅 ...110
❸ 사이드뱅 바람머리 ...112
❹ 퀴프 앞머리 ...114
❺ 풀뱅 드라이 ...116

❻ 앞머리 없애기 ...118

Chapter 5
단발머리 스타일링
❶ C커브 드라이 ...122
❷ C커브 드라이 변형 ...124
❸ 라인 웨이브 ...126
❹ 발롱 웨이브 ...128
❺ 코사지 반묶음 ...130
❻ 리본 스카프 ...132
❼ 시크 스카프 ...134
❽ 헤어라인 섀딩 ...136
- 안경 포인트 연출 ...138
- 헤어 액세서리 포인트 ...139

Chapter 6
남자친구 머리 셀프 대변신
❶ 깔끔한 스타일 ...142
❷ 남자 머리 묶기 ...144
❸ 내추럴 스타일 ...146
❹ 텍스처 넣기 ...148
❺ 시상식 머리 ...150
❻ 소프트 베이비펌 ...152
❼ 하드 왁스 바르기 ...154
❽ 소프트 왁스 바르기 ...156

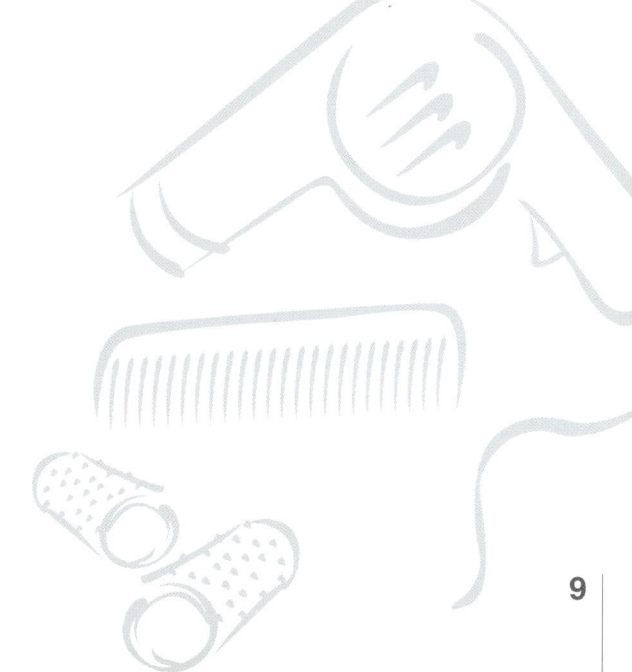

동안의 비밀

✱ 동안이란?

일반적으로 동안이란 작고, 전체적으로 동그랗고 볼륨감 있는 얼굴을 말합니다. 세로로 3등분 했을 때 이마 끝부터 눈썹 시작점, 눈썹 시작점에서 코끝, 코끝에서 턱까지의 비율이 1대 1대 0.9를 이룬다면 동안의 황금비율이라고 할 수 있습니다. 일단 동안은 턱이 짧습니다. 광대는 옆광대보다 앞광대가 이쁩니다. 이마 부분을 상안, 눈썹부터 코끝까지를 중안, 나머지를 하안이라고 볼 때, 대부분 성인은 하안〉중안〉상안 순으로 길지만, 동안은 하안이 짧고 상안과 중안의 길이가 비슷합니다.

✱ 동안의 조건

동안은 눈이 크며 동그랗고, 눈동자가 맑아야 합니다. 젖살이 빠지지 않은 아이들 눈을 보면 동안의 조건을 알 수 있습니다. 눈 밑에 도톰한 애교 살이 있어서 웃을 때 반달 모양이 되어야 하고, 그다지 높지 않은 콧등에 둥근 콧망울이 있으면서, 코 옆에 팔자주름이 없어야 합니다.

입은 작고, 아랫입술이 도톰하고 선홍빛을 띠며, 촉촉해야 합니다. 윗입술보다 20% 도톰한 것이 가장 이상적입니다. 완만한 광대뼈에서 내려오는 연한 핑크빛 동그란 볼살 역시 동안의 포인트입니다. 이마는 볼륨 있게 약간 돌출되어야 동안의 조건에 맞다고 할 수 있습니다.

동안에서 가장 중요한 포인트는 얼굴 피부입니다. 전체적으로 밝고 희면서 주름과 처짐이 없고, 기미 등 잡티가 없으며 투명해야 합니다. 꾸준히 피부 관리를 하고, 자신의 얼굴형을 보완하면서 장점을 부각시킬 수 있는 헤어스타일을 찾는다면 열 살 정도는 충분히 어려 보일 수 있습니다.

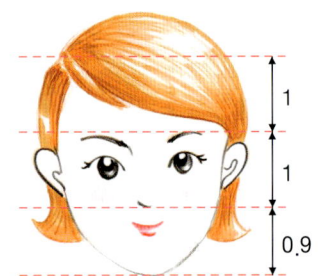

길이별 동안 헤어

✱ 동안 숏 헤어

숏 헤어가 보이시하기만 하고 강해 보인다는 것은 옛날 말이에요. 트렌디하면서 매니시한 느낌의 다양한 커트가 있습니다. 뿌리 볼륨을 지나치게 살리지 않은 상태에서 부드럽게 컬링만 들어가도 사랑스럽고 세련된 느낌을 얻을 수 있어요. 컬링이 들어가지 않을 경우 도시적이고 시크하지만, 자칫 말라 보여서 나이 들어 보일 수 있어요.

✱ 동안 미디엄 헤어

보통 미디엄 헤어는 본인의 턱선 라인에 기장을 맞추는 게 어려 보이며, 크게 일자 라인, 둥근 라인, A 라인 보브로 나눌 수 있어요.
- 일자 라인: 앞쪽과 뒤쪽 길이가 같은 스타일이에요. 깔끔하면서 시크한 느낌을 줍니다.
- 둥근 라인: 머시룸 스타일이라고도 해요. 뒤가 도톰하게 라운딩되고 앞쪽으로 갈수록 짧아지는 라인이에요. 순하면서 부드러운 인상을 줍니다.
- A 라인: 뒤쪽은 짧고 앞쪽이 길어지는 라인으로, 어려 보이고 이지적인 느낌을 줍니다.

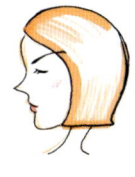 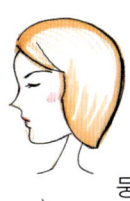 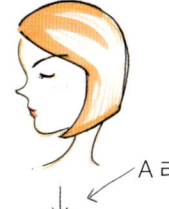

일자 라인　　　둥근 라인　　　A 라인

✱ 동안 롱 헤어

롱 헤어는 생머리에 앞머리 뱅 스타일이 가장 어려 보이지만, 여기서 중요한 점은 귀 옆 라인의 볼륨감이 있어야 얼굴이 길어 보이거나 말라 보이지 않는다는 거예요.
웨이브의 경우 균일한 컬링은 엘레강스하여 나이가 들어 보이는 반면, 무심히 풀린 듯한 불규칙한 컬 헤어는 생기 있고 어려 보입니다.

스타일을 완성하는 헤어 도구

헤어 드라이어

다양한 바람의 강도를 설정할 수 있는 드라이어. 차가운 바람, 약한 더운 바람, 강한 더운 바람을 하나의 버튼으로 손쉽게 조작할 수 있어요. 강한 열을 이용하면 더욱 쉽고 빠르게 스타일링할 수 있어요.

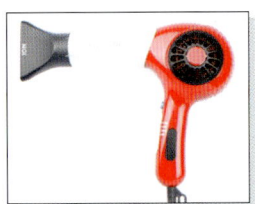

업스타일 패키지

업스타일을 비롯한 다양한 스타일 연출을 위한 패키지! 각종 핀, 꼬리빗, 검은 고무줄, 핀셋 등 업스타일에 필요한 필수 아이템을 모아 저렴하게 판매하는 종합 선물 세트예요. 자잘한 도구들을 따로 구입하는 수고를 덜어주고, 보관하기 좋아요.

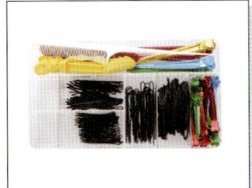

돈모 브러시

앞머리 드라이의 엣지를 살리고 뿌리쪽 드라이의 강한 볼륨감을 얻고 싶을 때 사용하면 좋은 아이템이에요. 청담동 헤어디자이너들이 애용하는 브러시예요. 순수 국내 기술로 만든 100% 돈모 브러시랍니다.

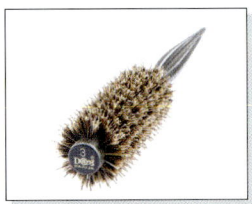

스타일러쉬 미니 매직기

깜찍하고 컴팩트한 크기로 휴대하기 간편한 미니 매직기. 강한 성능으로 스트레이트, C컬, 웨이브 등 다양한 스타일을 연출할 수 있어요.

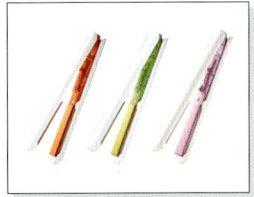

전기 세트기

단시간 내에 컬을 형성하는 전기 세트기. 대용량으로 온 가족이 함께 사용할 수 있는 경제적인 모델이에요.

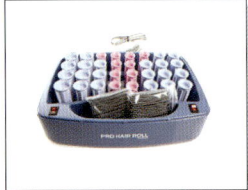

헤어라인 커버 섀도

부분 탈모와 원형 탈모, 그리고 숱이 적어 지저분한 페이스라인을 커버하는 획기적인 제품. 커버력과 방수력이 뛰어나고 전혀 티가 나지 않아, 숱을 많아 보이게 하는 데 좋은 아이디어 상품이에요.

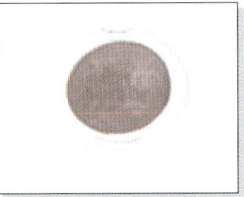

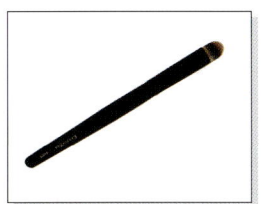

헤어라인 커버 브러시

커버 섀도와 같이 사용하는 환상적인 궁합의 제품. 부드러운 모는 섀도를 도포되기 쉽게 하고, 들뜨지 않게 만들어 자연스런 효과를 급증시켜요.

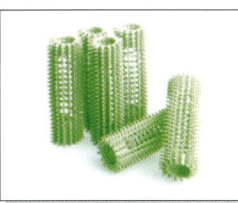

제트 세트 그립

모발이 뜯기고 엉키는 찍찍이에서 이제 해방! 독일이 탄생시킨 신개념 제품으로 뿌리에 밀착 시 90~145도까지 텐션을 줄일 수 있어 볼륨이 살아나요. 소프트하고 완벽한 컬을 만들어 주고, 사용하기 간편해요.

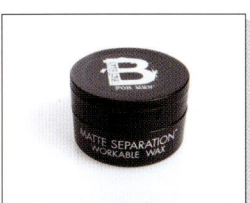

매트 워커블 왁스

고정력은 좋지만 세정력이 좋지 않아 불편한 다른 제품들에 비해, 매트 워커블 왁스는 고정력과 세정력 모두 별 다섯 개를 줄 수 있답니다. 하드한 왁스를 사용하는 남성들에게 추천하는 제품이에요.

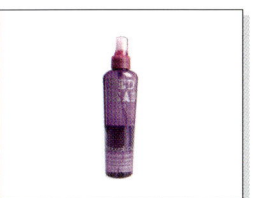

맥스트아웃 하드 스프레이

힘없는 모발에 뿌리 볼륨을 살릴 때 극도의 볼륨감을 주는 스프레이예요. 돈모 브러시와 함께 사용하면 효과가 배가됩니다. 일반 왁스 사용 후 마무리용으로도 좋아요.

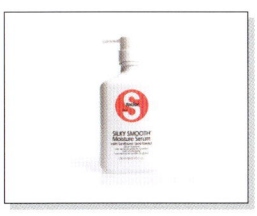

실키스무스 세럼

숱이 적은 머리, 건조한 머리, 드라이 전·후, 언제 어디서나 바르는 멀티 에센스. 손상된 모발을 회복시켜 줍니다. 가벼운 수분베이스 타입으로 어느 모발에나 사용할 수 있어요.

제품 협찬 및 구입 : www.withplanb.com

Chapter 1
동안 이미지를 만드는 헤어 공식

동안 법칙 1_ 긴 얼굴을 짧게 만들어라 ❶ 가르마를 타지 마라 ❷ 앞머리 자르기: 엄지키트 ❸ 귀여운 애교머리 만들기 ❹ 하루 종일 볼륨 있는 앞머리 유지하기 | 동안 법칙 2_ 이마와 턱선을 보이게 하라 ❶ 포니테일 스타일 ❷ 밑으로 포니테일 ❸ 업두 스타일 | 동안 법칙 3_ 내추럴한 스타일을 고수하라 ❶ 옆 볼륨 살리는 방법 | 동안 법칙 4_ 머리카락을 도구로 활용하라 ❶ 사과머리 ❷ 벼머리 ❸ 리본머리 ❹ 땋은 헤어밴드 ❺ 히피밴드 ❻ 미니 베이비 업

가르마가 중요한 이유

평상시에는 그저 무심히 넘어가곤 했던 가르마. 그런데 어느 날 보니 10년 넘게 같은 가르마를 타고있는 나를 발견할 때가 있어요. 꼭 그 가르마가 아니면 나에게 어울리는 가르마가 없다고 믿는 사람들도 있고, 때로는 가르마를 어떻게 바꿔야 하는지 몰라 그대로 두는 사람들도 있고요. 하지만 이 미묘하고 작은 가르마의 차이에 따라 이미지가 달라 보입니다. 여성스러워 보이거나 귀엽게 느껴지거나 때로는 어려 보이기도 합니다. 가르마는 이렇게 이미지 변화의 첫 단추가 되는 것입니다 그리고 한 가르마를 오랫동안 탈 경우, 그 부분만 모량이 감소한다든지 볼륨감이 약해진다든지 하는 단점이 생깁니다. 가장 중요한 것은 다양한 이미지 변화가 어렵다는 것입니다. 스타일상으로나 모근 건강을 위해서나 다양한 가르마를 시도하는 게 좋겠지요?

가르마에 따른 이미지 체킹법

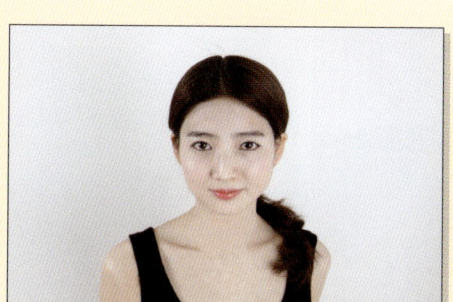

앞가르마: 시크한 이미지를 주는 앞가르마는 캣 워크 모델들이 자주 하는 가르마이기도 해요. 단, 차가운 느낌에 얼굴이 길어 보여서 나이 들어 보일 수 있으니 주의해야 합니다.

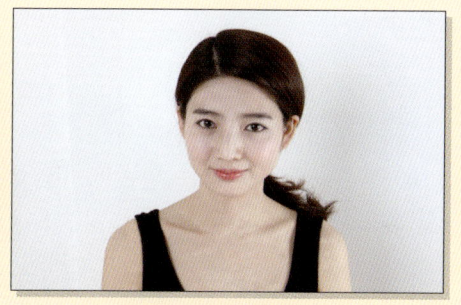

옆가르마: 옆가르마는 앞가르마에 비해 부드러운 인상을 줍니다. 8대 2 가르마가 기본입니다.

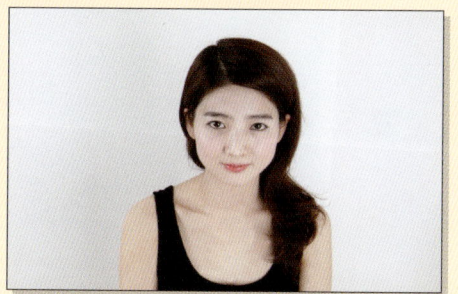

길게 탄 가르마: 가르마를 길게 탈 경우 얼굴이 길어 보여 나이가 들어 보일 수 있어요. 하지만 이마가 좁고 납작한 경우는 길게 타는 것이 얼굴의 전체적 비례에 좋습니다.

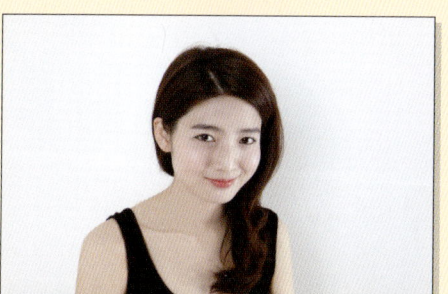

짧게 탄 가르마: 작은 차이지만 가르마를 짧게 탈 경우, 얼굴이 더 짧아 보이면서 인상이 부드럽게 느껴지고 어려 보인다는 것을 알 수 있어요.

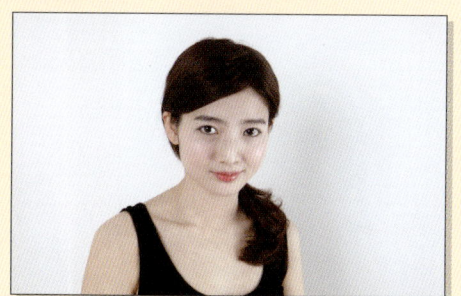

지그재그 가르마: 지그재그로 타고 이마를 살짝 가려준 가르마는 머리숱이 많아 보이고 청순한 이미지를 줍니다. 착해 보이고 싶을 때 좋은 가르마예요.

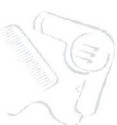
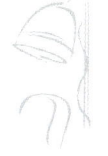
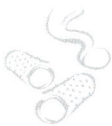
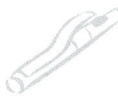

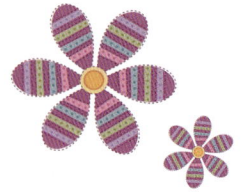

헤어라인 메이크업 방법
가르마를 타지 마라

긴 얼굴을 짧게 만들어라 ❶

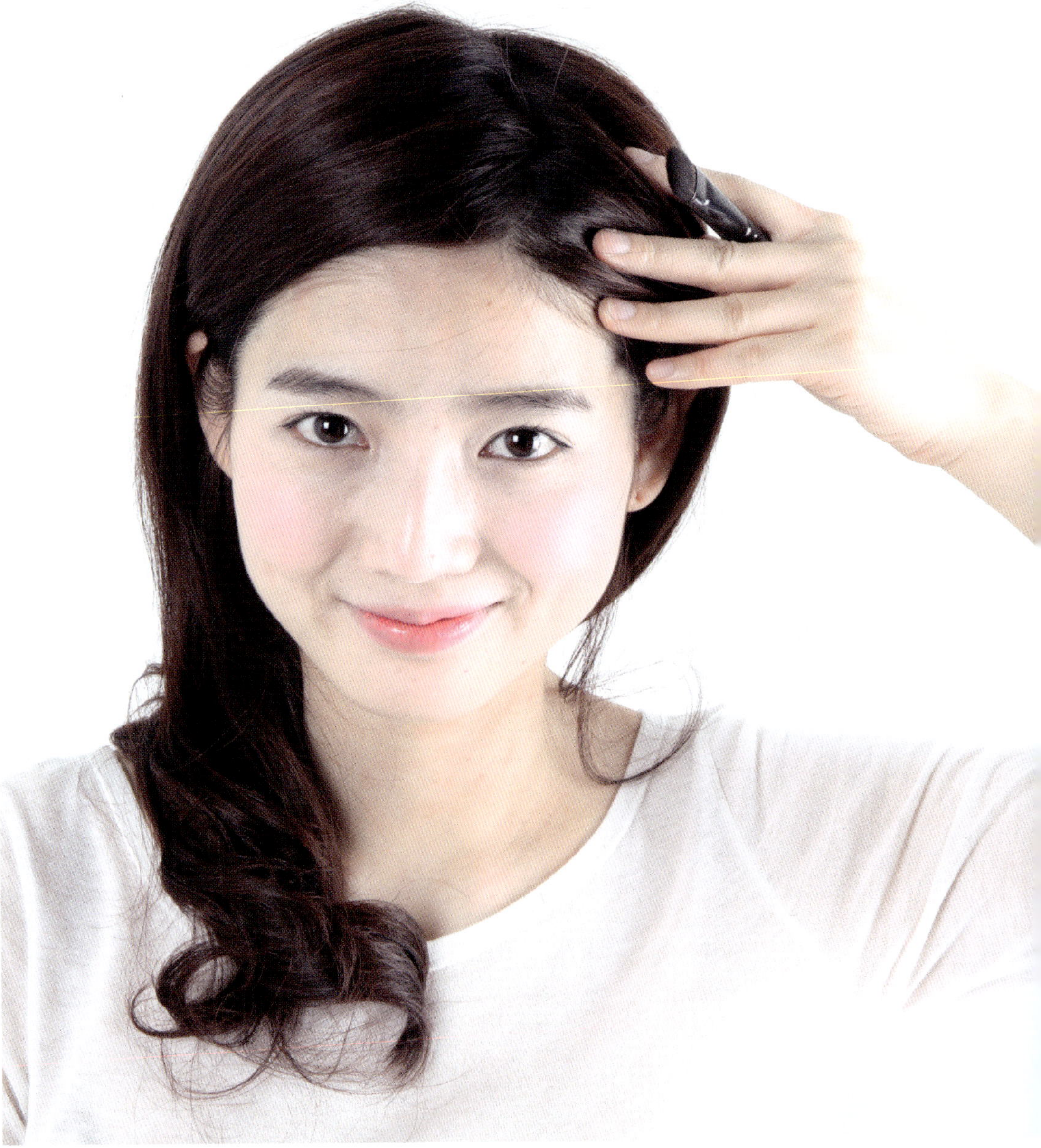

차홍의 Self Advice
지그재그 가르마를 할 때는 대충대충 타는 것이 자연스럽답니다. 너무 정확한 지그재그는 더 인위적으로 보일 수 있으니 주의하세요.

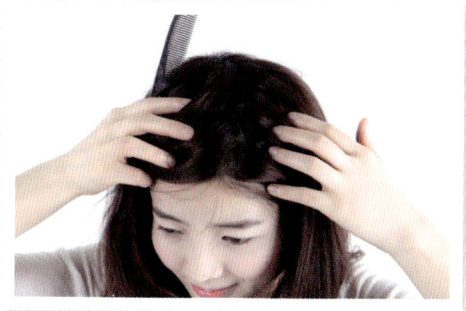

1 일반적으로 많이 하는 가르마예요. 빈틈이 많이 보여서 자칫 나이 들어 보일 수 있어요.

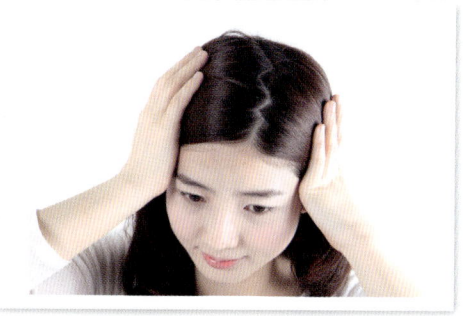

2 머리의 앞부분을 양 갈래로 나눠주세요. 꼬리빗을 이용하여 사진과 같이 지그재그로 가르마를 타주세요.

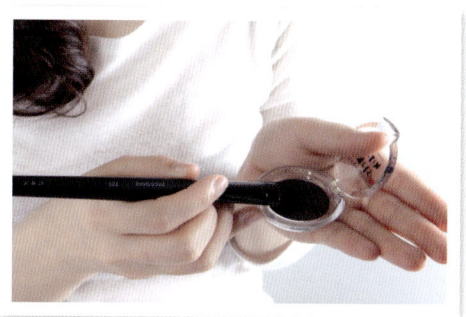

3 자신의 머리카락 색과 비슷한 헤어 섀도 제품을 붓에 충분히 발라주세요.

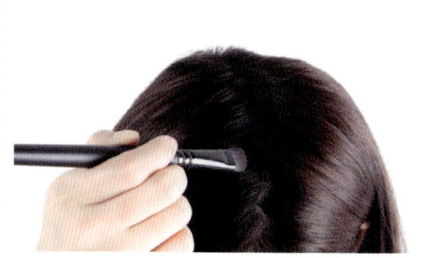

4 붓을 이용하여 지그재그로 가르마를 탄 두피 부분에 꼼꼼히 발라주세요.

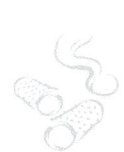
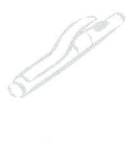
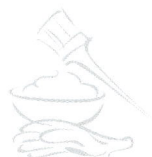

앞머리가 있으면 어려 보이는 이유

동그랗고 짧은 얼굴형이 일반적인 동안인데요. 보통 얼굴이 길 경우 마르고 길어 보여서 지적인 이미지로 느껴지는 대신에, 나이가 들어 보이기도 합니다. 그럴 때 앞머리를 만들면 얼굴이 작아 보이고, 마른 얼굴도 동그랗게 보이는 효과를 얻을 수 있습니다.

그래서 드라마 속 연예인들도 발랄한 캐릭터나 나이가 어린 인물의 역할을 맡을 때 앞머리를 자르고 출연하는 것을 볼 수 있습니다. 하지만 앞머리의 경우 한 달에 한 번씩 잘라주어야 하는 수고스러움과 금방 질리기도 하는 단점이 있답니다.

앞머리는 이마 라인을 가려주기 때문에 얼굴을 짧아 보이게 하고, 얼굴 옆 라인을 말라 보이지 않게 하는 효과가 있습니다. 이런 이유들로 앞머리는 동안의 지름길이랍니다.

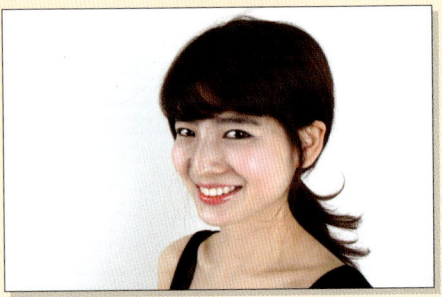
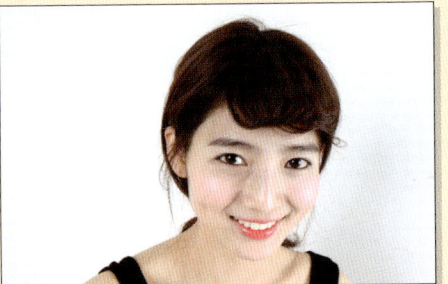
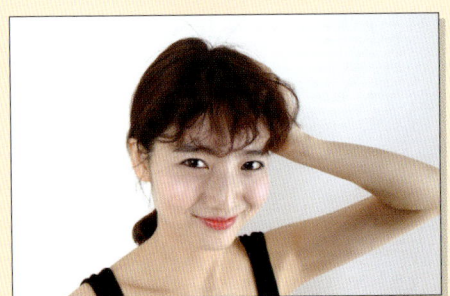

앞머리
Before
&
After

*Before
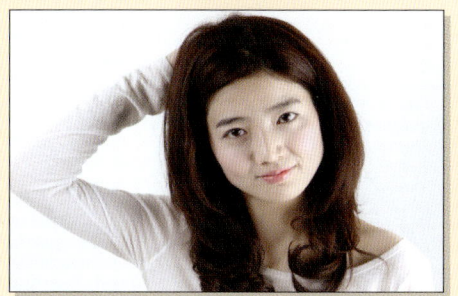

*After
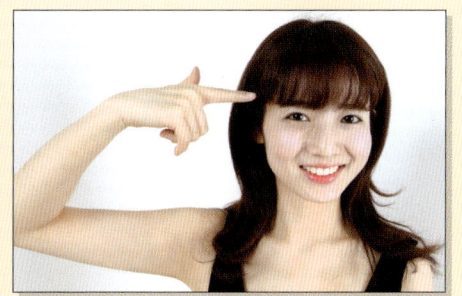

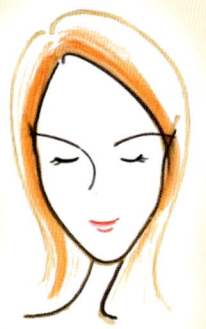
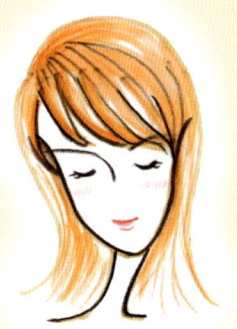

저는 비교적 짧은 얼굴형인데요. 위 그림처럼 긴 얼굴의 경우, 같은 얼굴형이라도 앞머리가 있으면 확실히 얼굴이 짧아 보이면서 귀여운 인상을 줍니다.

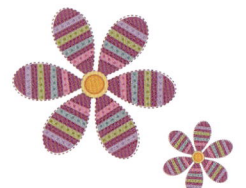

엄지 커트
앞머리 자르기

긴 얼굴을
짧게
만들어라
❷

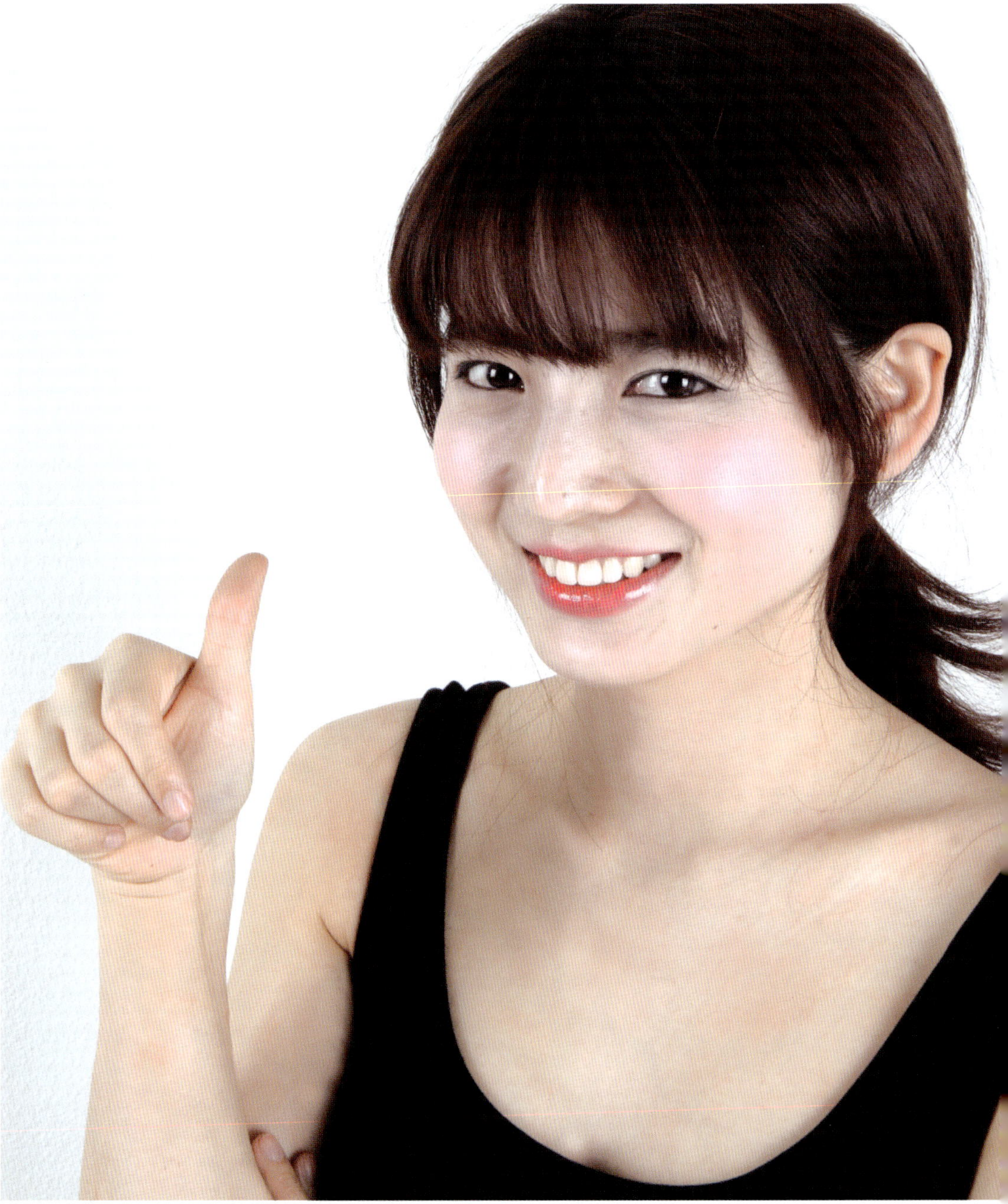

차홍의 Self Advice
엄지 커트를 할 때는 꼭 한
쪽 눈을 감고, 고개를 숙이
지 않은 정자세로 커트를
해야 기장이 너무 짧아지
지 않아요.

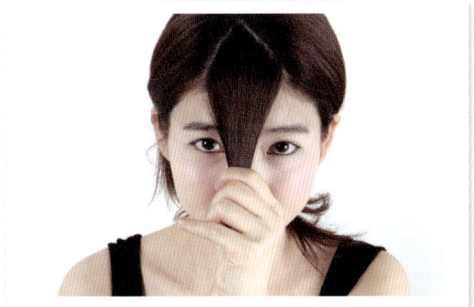

1 머리의 앞부분을 삼각형 섹션으로 사진과 같이 나누어 주세요.

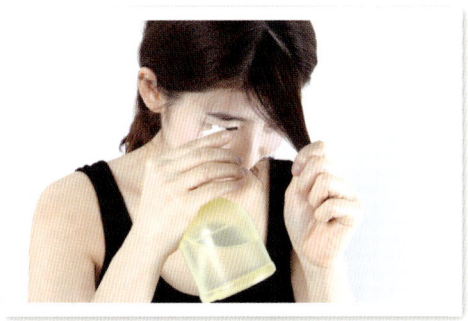

2 삼각형 섹션으로 나눈 머리에 분무기를 이용해 골고루 물을 뿌려줍니다.

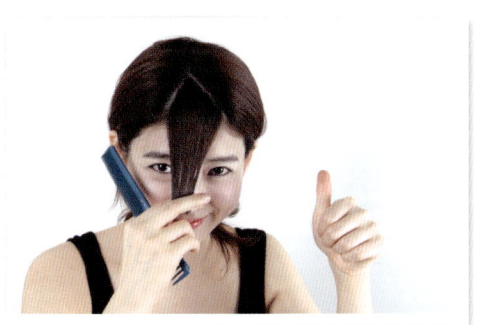

3 머리카락이 촉촉해졌다면, 엄지손가락을 준비해 주세요.

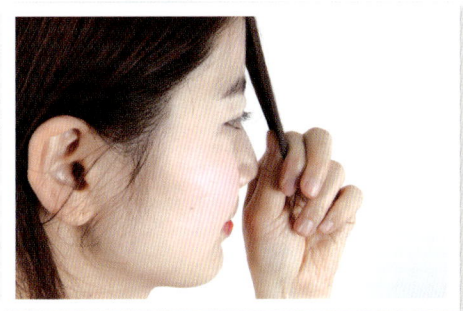

4 오른손으로는 가위를 들고 왼손으로는 삼각형 섹션을 잡아주세요. 그런 뒤 엄지 끝 부분이 눈 밑에 위치하도록 엄지손가락으로 머리카락을 고정해 주세요.

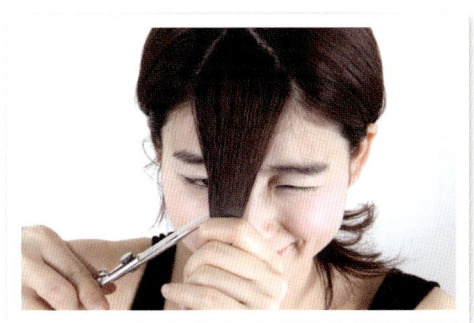

5 고정한 엄지손가락에 대고 가위를 라운딩시키며 머리카락을 오려주세요.

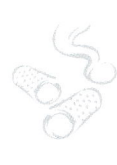
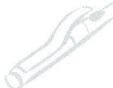

23

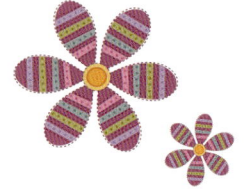

귀여운 애교머리 만들기

긴 얼굴을 짧게 만들어라 ❸

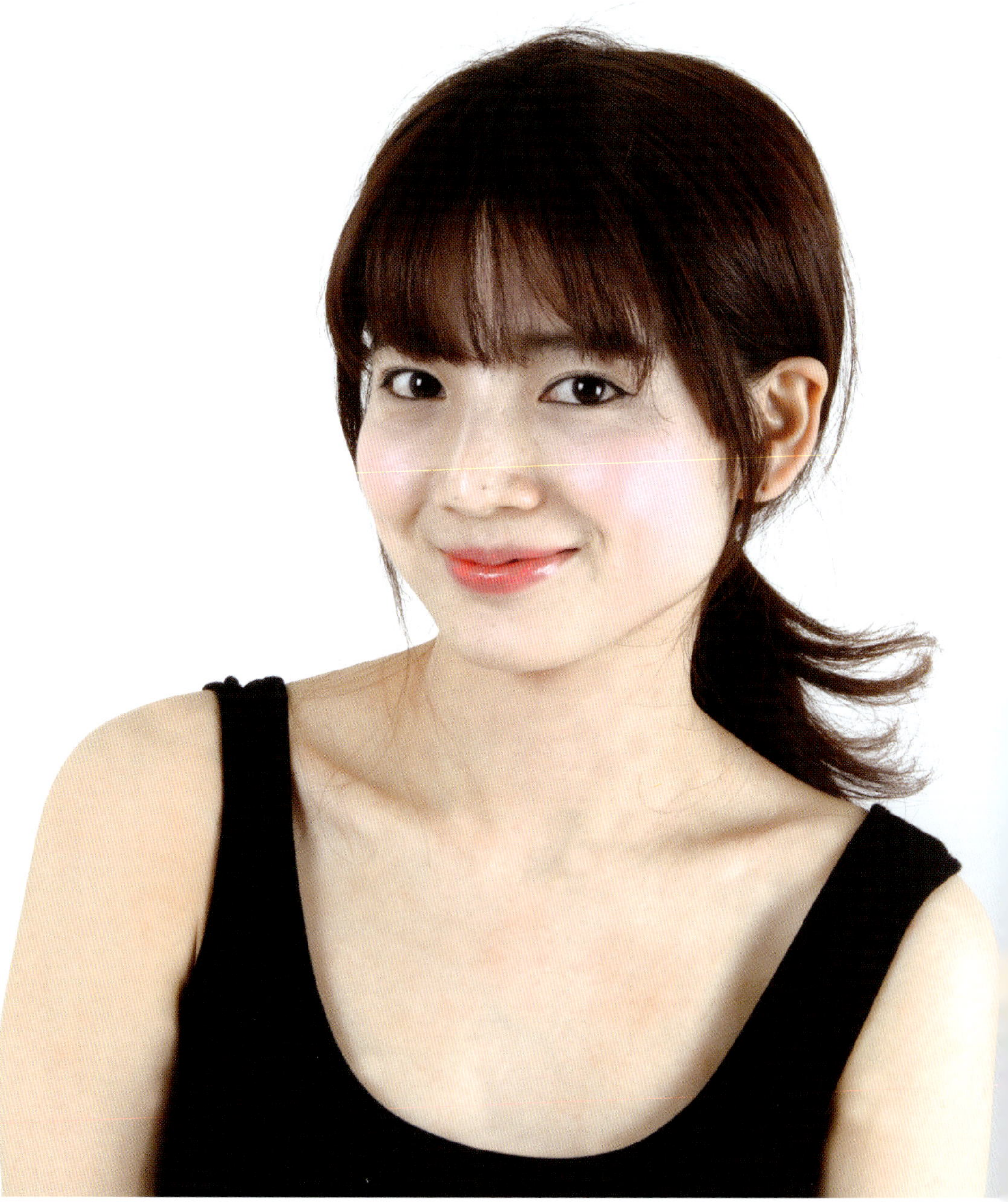

차홍의 Self Advice
모발을 헤어 라인과 구레나룻 라인을 살짝 잡아주는 것이 중요합니다.

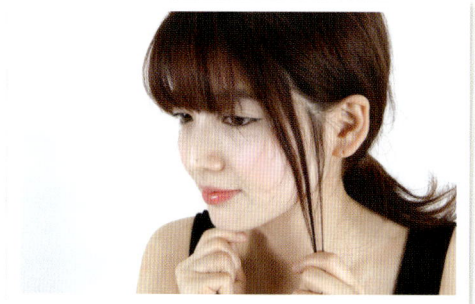

1 페이스라인 쪽 머리카락을 양쪽으로 나누어 보세요.

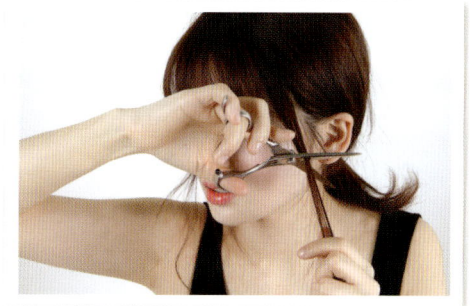

2 한 번에 자르는 것이 아니라 슬라이딩으로 부드럽게 연결하여 천천히 내리면서 잘라주세요.

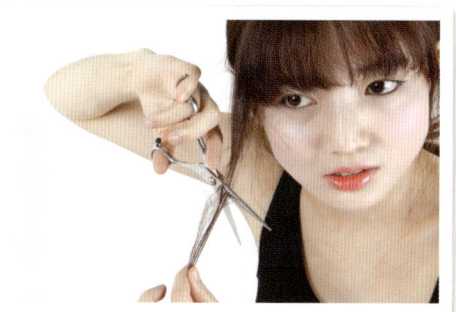

3 반대쪽도 마찬가지로 천천히 슬라이딩을 하면서 부드럽게 잘라주세요.

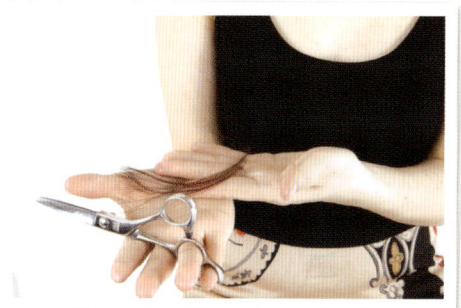

4 자르고 난 머리카락이 사진과 같다면 애교머리 만들기 완성입니다.

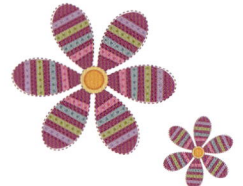

긴 얼굴을
짧게
만들어라 ❹

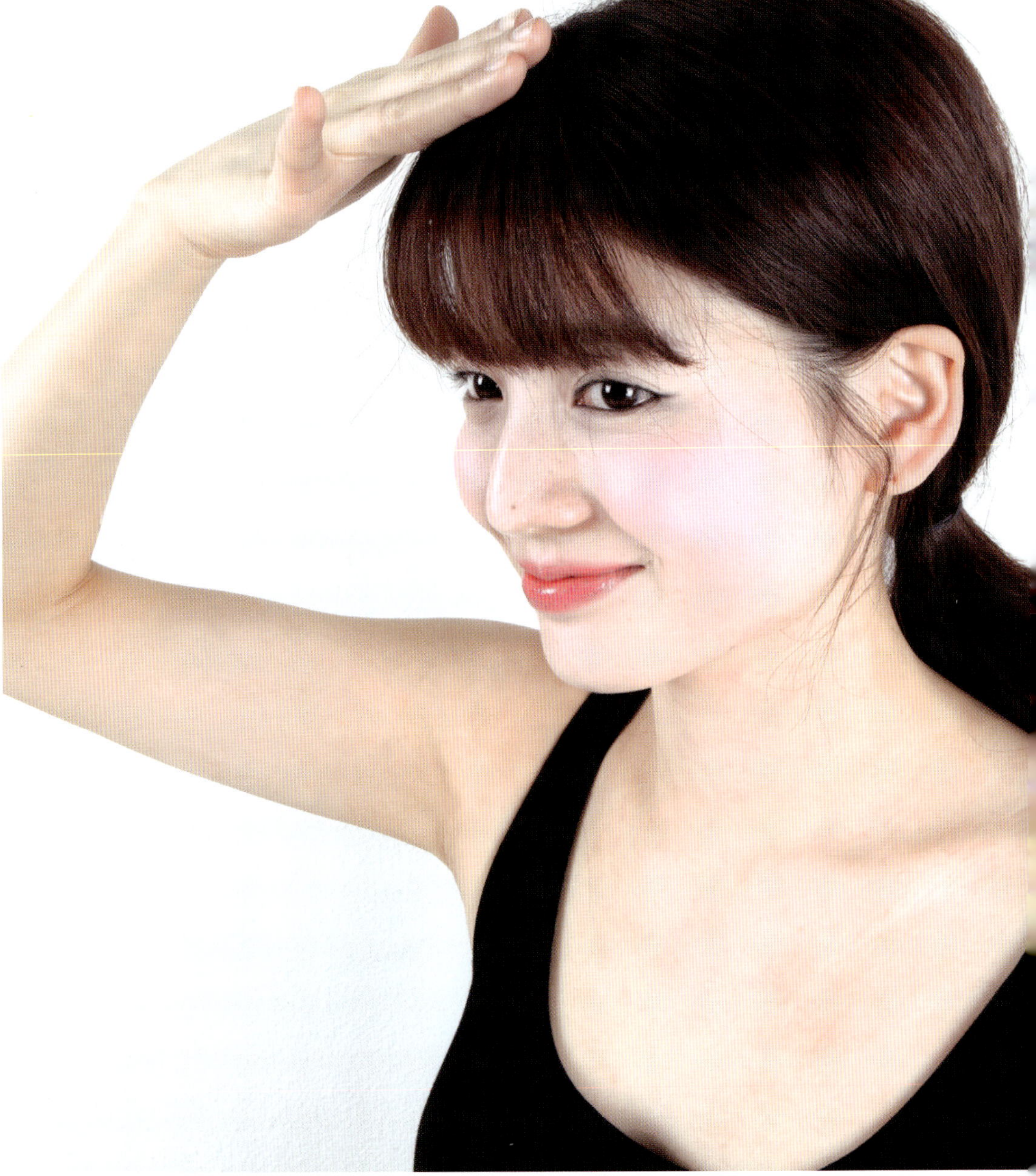

하루 종일 볼륨 있는
앞머리 유지하기

차홍의 Self Advice

더 많은 볼륨을 원할 경우
에는 삼각형을 좀 더 크게
잡아도 좋아요.

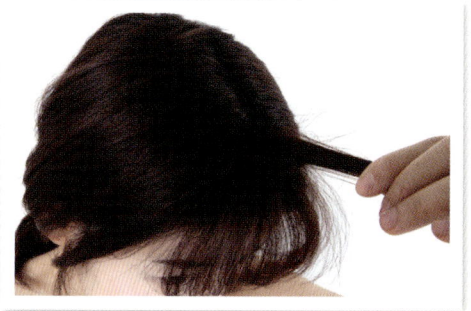

1 앞머리 위쪽에 작은 삼각형 섹션을 나눠줍니다. 여기가 볼륨을 넣을 부분이에요.

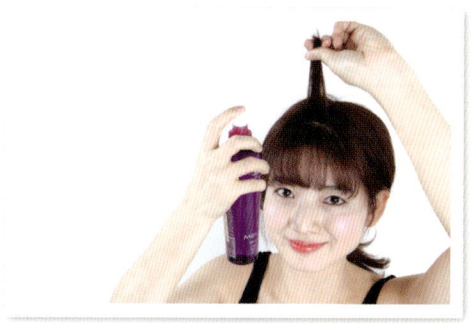

2 삼각형 섹션 안쪽을 향하여 스프레이를 뿌려줍니다.

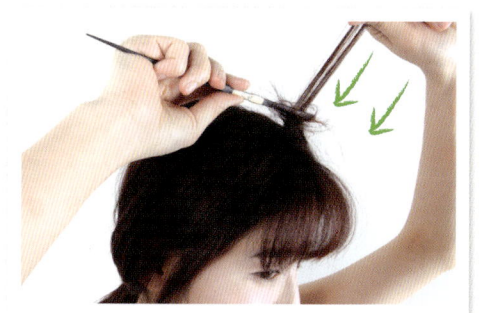

3 삼각형 섹션의 각도를 90도 이상 들고, 역방향으로 빗질해 주세요.

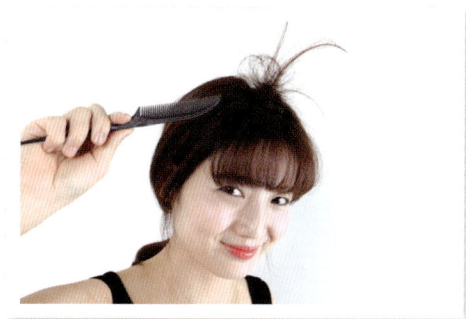

4 이대로 두면 큰일이 나겠죠?

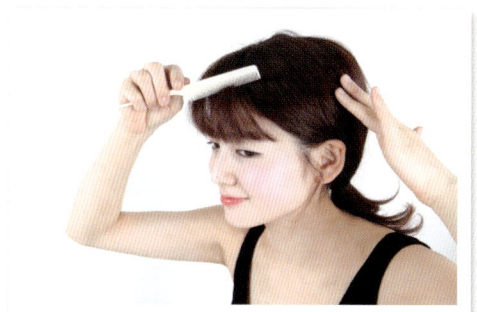

5 빗을 눕혀서 표면을 살짝 어루만지듯 빗질해 주세요.

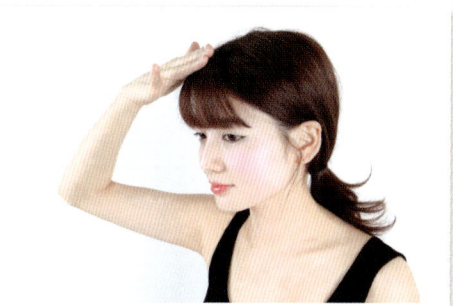

6 튼튼하게 앞머리가 고정되었어요. 바람에도 날리지 않을 거예요.

**머리를
묶어라**

머리를 푼 것보다 묶은 머리가 훨씬 어려 보여요. 그 이유는 무게중심이 머리 위로 올라가 더 산뜻해 보이기 때문입니다. 그렇지 않고 얼굴 라인에 배경(머리카락)이 있으면 얼굴 크기가 더욱 부각되죠.

간혹 동안형인 작은 얼굴로 보이기 위해 앞머리를 빼고 옆 라인 머리카락으로 얼굴을 가리는 경우가 있어요. 그런데 옆 라인이 없어져서 얼굴이 길어 보이기 때문에 오히려 나이가 들어 보일 수 있습니다.

*밑으로 묶기

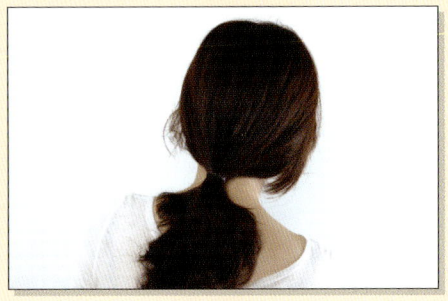
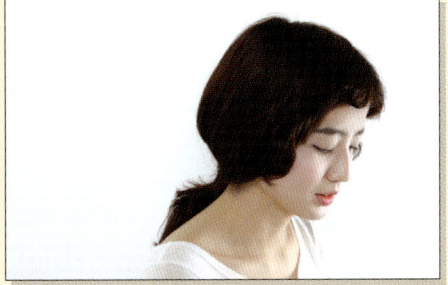

*중간 묶기

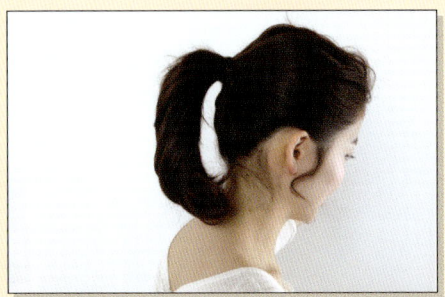
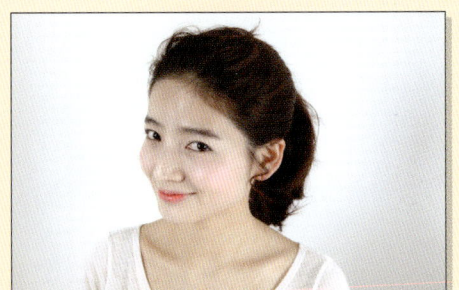

머리를 묶어라

*높게 묶기

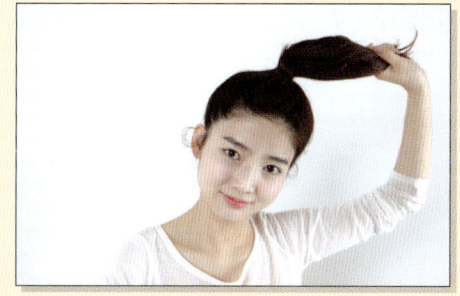
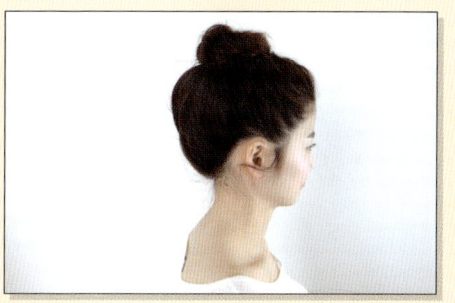

*대충 묶기

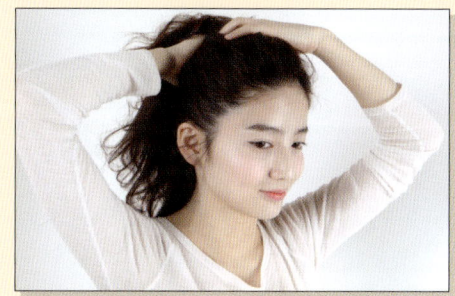
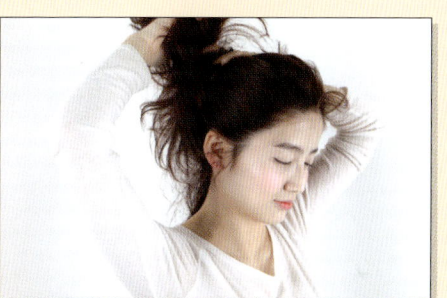

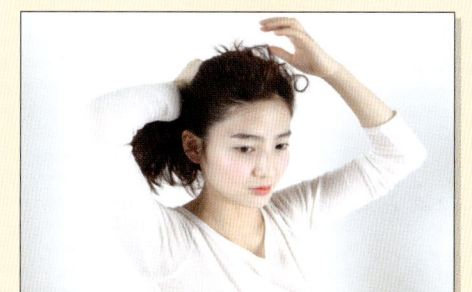
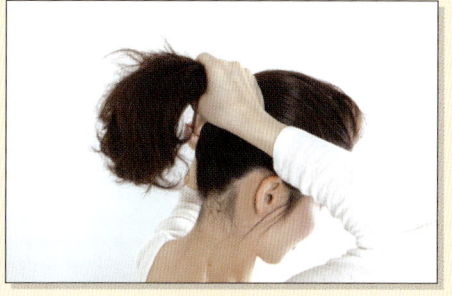

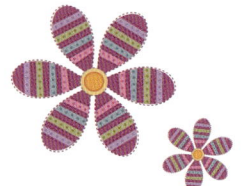

Ponytail style
포니테일 스타일

이마와 턱선을 보이게 하라 ❶

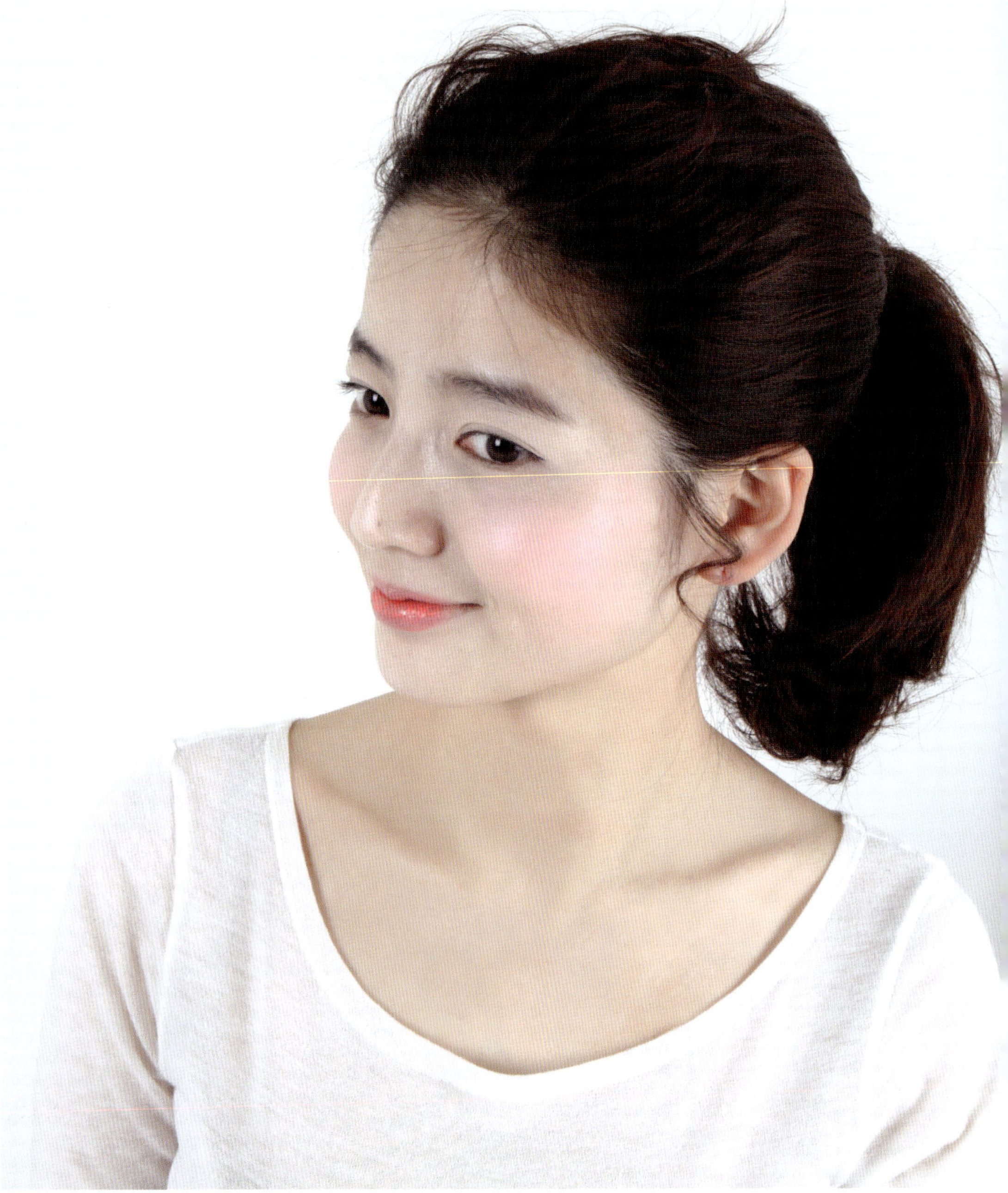

차홍의 Self Advice
머리를 묶을 때에는 따로 빗질하지 않고 손으로 결을 만들어야 자연스러움이 살아난답니다.

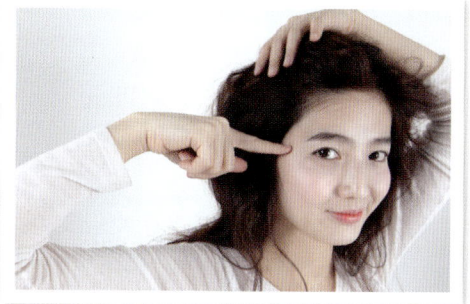

1 눈과 눈썹 사이 정도의 높이로 머리를 묶어주세요.

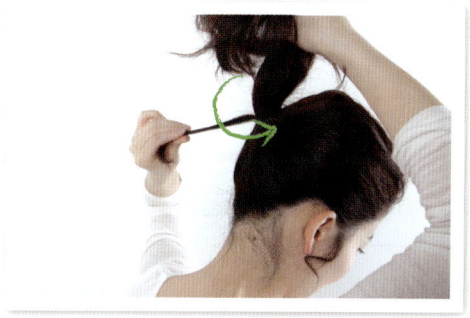

2 묶고 난 뒤 사진에서 보이는 정도의 머리카락을 이용해 고무줄로 묶인 부분을 한 번 더 감싸줍니다.

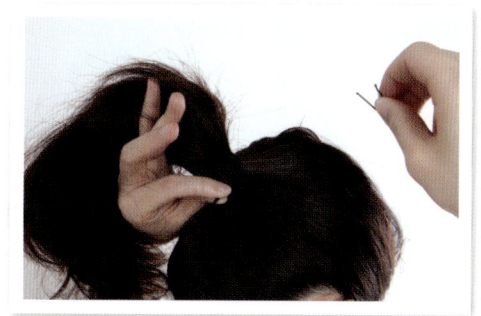

3 감싼 머리카락을 실핀으로 고정시켜 마무리합니다. 보이지 않게 안쪽으로 꽂아주세요.

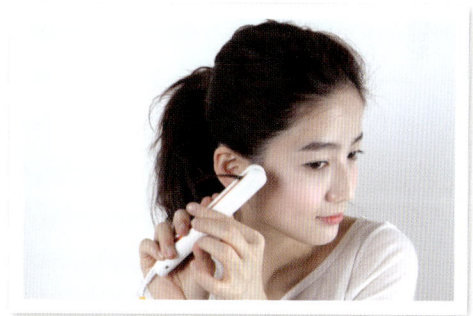

4 매직기를 활용하여 귀밑머리 부분을 살짝 말아주세요.

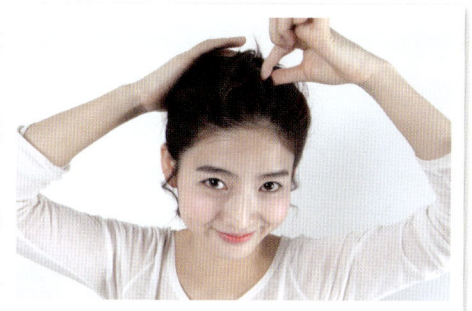

5 거울을 보면서 앞쪽 머리카락 올을 조금씩 빼내어 볼륨감을 주세요.

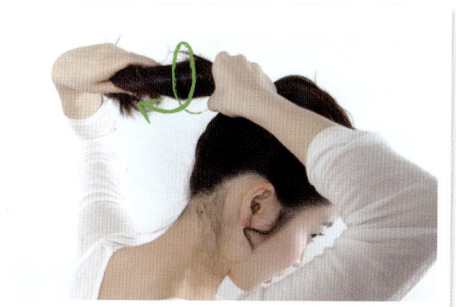

6 뒷머리는 돌돌 말아서 스프레이를 뿌려주세요.

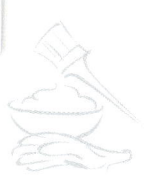

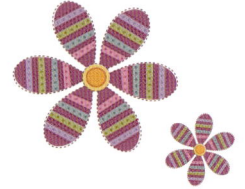

이마와
턱선을
보이게 하라 ❷

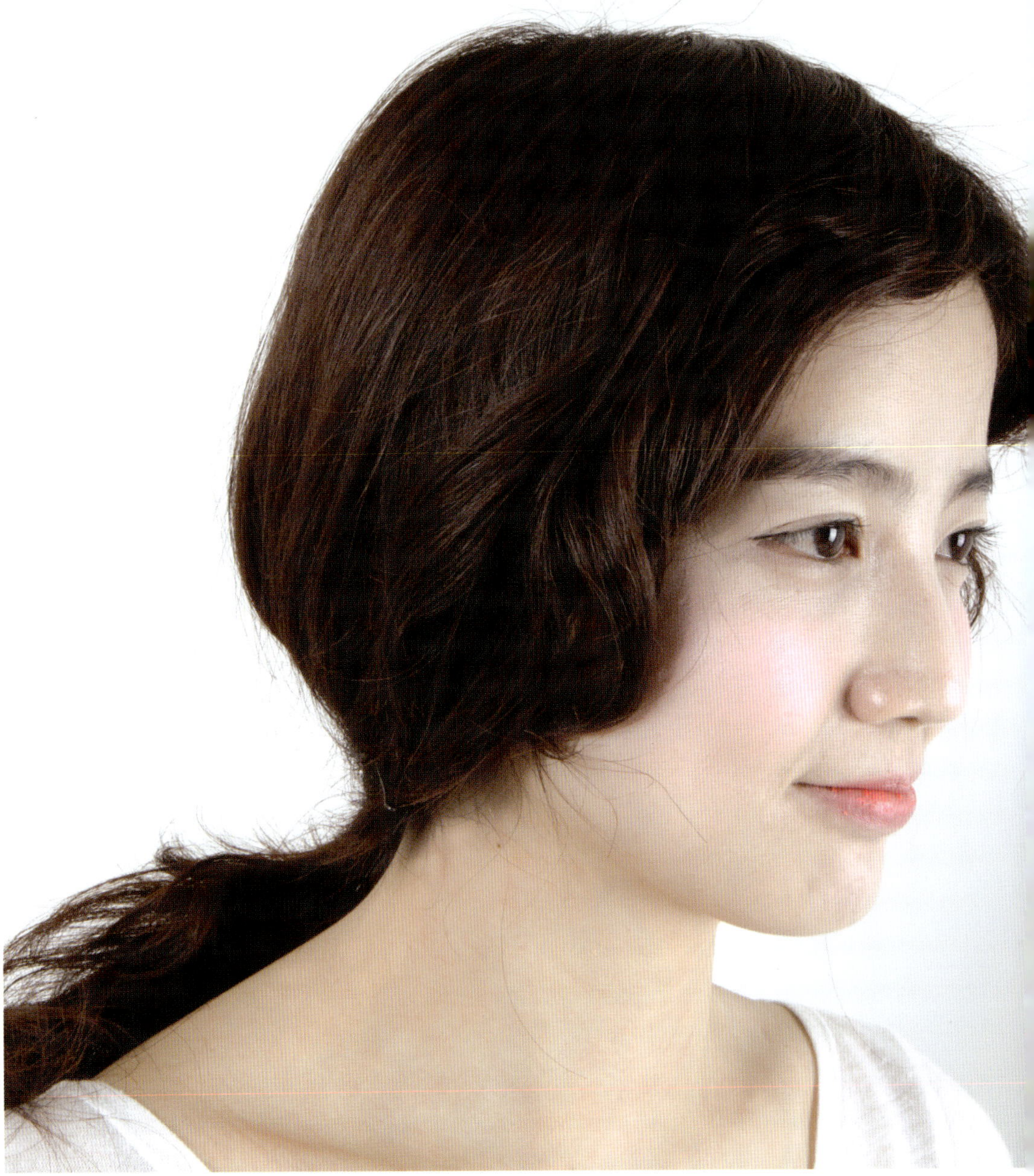

밑으로 포니테일

차홍의 Self Advice

심심해 보일 수 있는 포니테일, 페이스라인에 컬을 주어 좀 더 생기 있고 내추럴한 느낌을 살려요. 머리를 묶고 나서 뒤통수 부분의 머리카락을 손가락으로 조금씩 빼내면 더 볼륨 있는 스타일이 연출돼요.

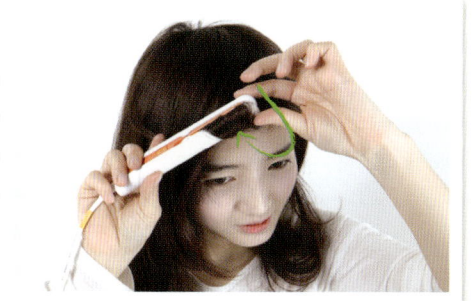

1 페이스라인을 따라 앞머리에 매직기를 이용하여 컬을 넣어주세요.

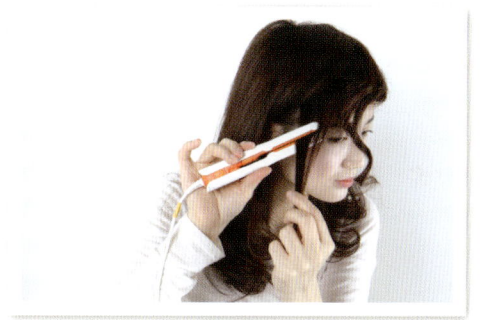

2 다른 부분도 페이스라인을 따라 아래로 차근차근 내려와 주세요.

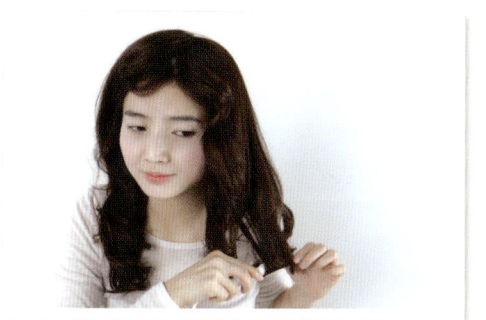

3 머리카락의 끝 부분에도 컬을 넣어주세요.

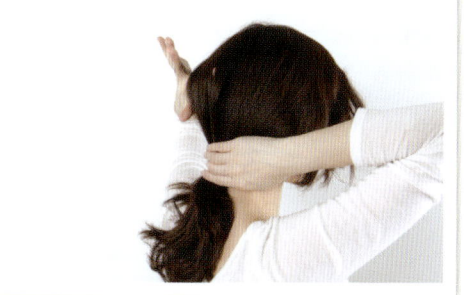

4 컬을 다 넣고 아래쪽으로 빗질하지 않고, 손가락을 이용해서 머리를 정리한 후 가볍게 묶어주세요.

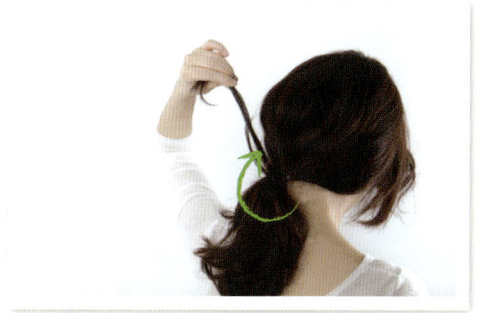

5 포니테일을 연출할 때에는 항상 머리카락을 이용해 고무줄을 가려주세요.

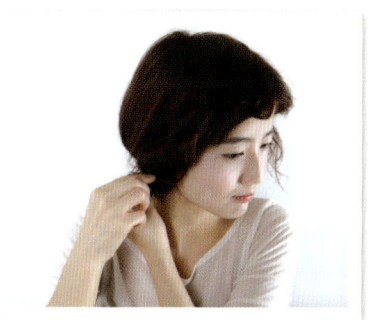

6 삐져나온 머리카락들은 실핀을 이용해 정리하고 마무리 지어요.

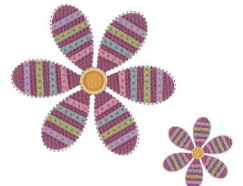

UPDO Style
업두 스타일

이마와
턱선을
보이게 하라
❸

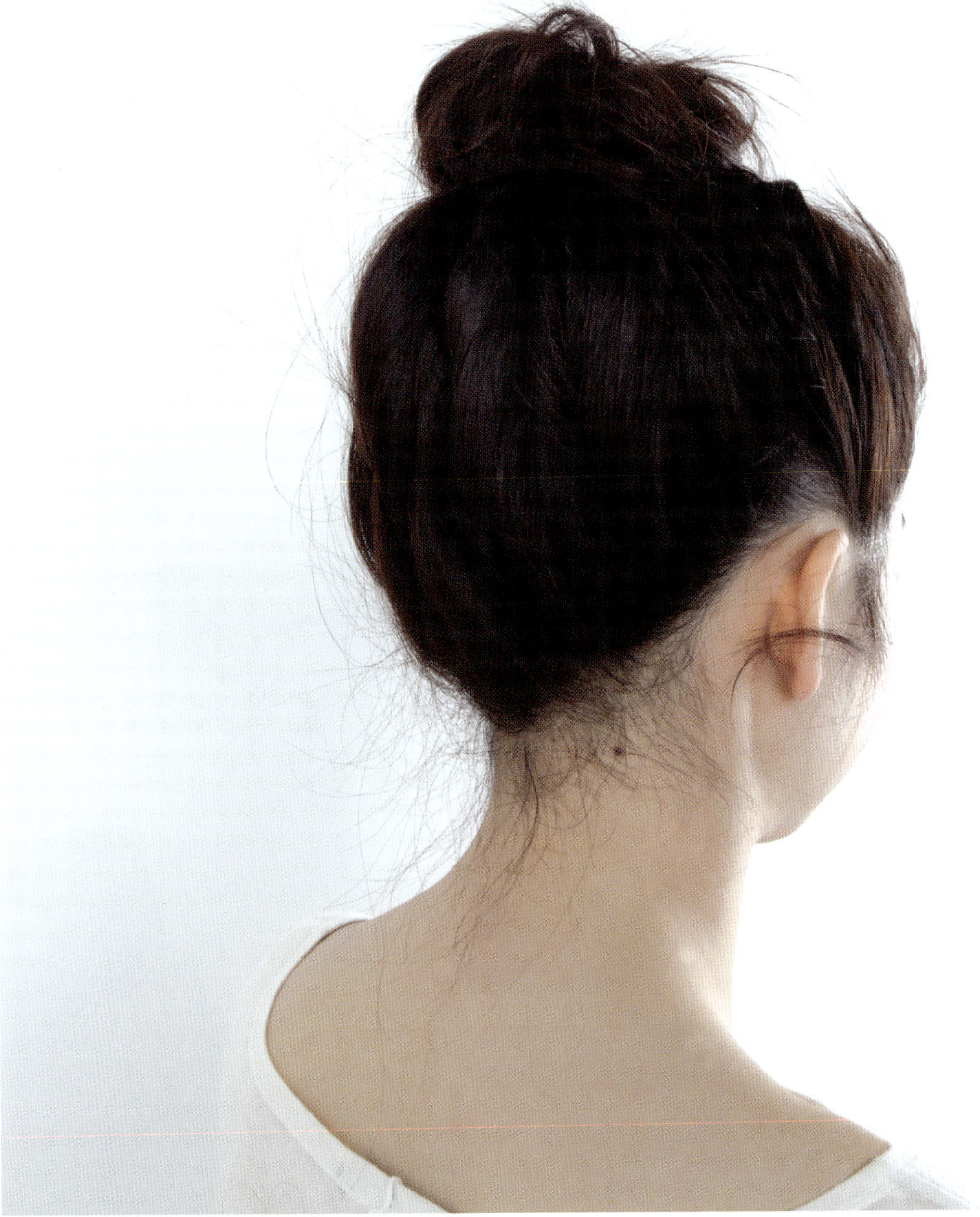

차홍의 Self Advice

올백을 하다 보면 페이스 라인 쪽이 비어 보일 때가 많아요. 그 부분에는 머리카락 색과 비슷한 톤의 섀도를 이용하여 섀딩을 해주세요.

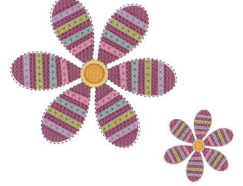

내추럴한 스타일을 고수하라 ❶

옆 볼륨 살리는 방법

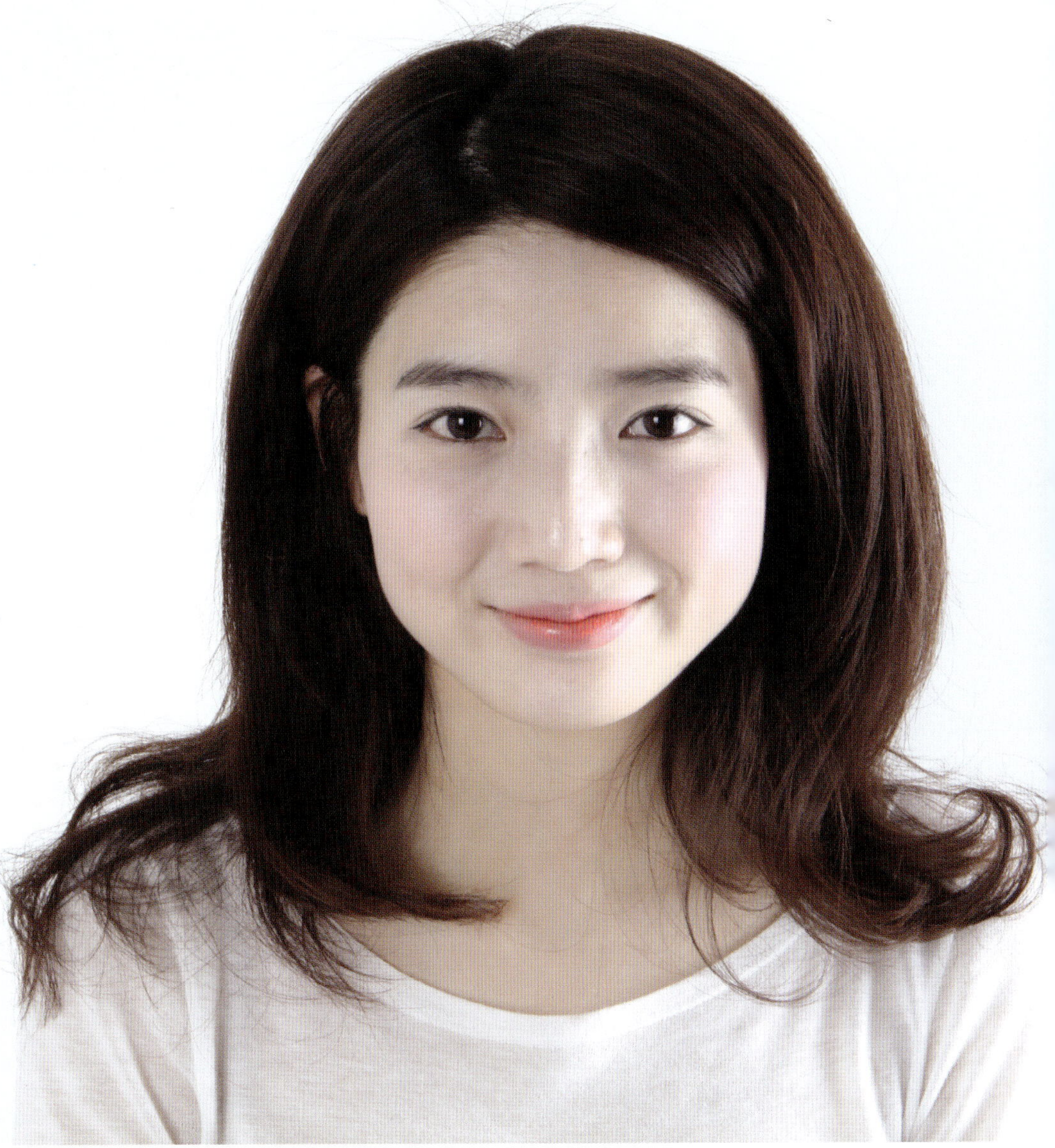

차홍의 Self Advice
봉긋하게 올라온 뿌리가 탄탄하게 볼륨을 지켜줄 거예요.

길어 보이는 얼굴형 대신 짧은 얼굴형을 만들어 보아요.
옆 라인에 도톰하게 볼륨감을 주는 스타일이 좋아요. 아래 사진과 같이 생머리로 있는 상태와 느낌을 비교해 보세요. 옆 라인에 볼륨이 들어간 머리가 컬감이 있어 확실히 어려 보이죠?

옆 볼륨
Before & After

*Before

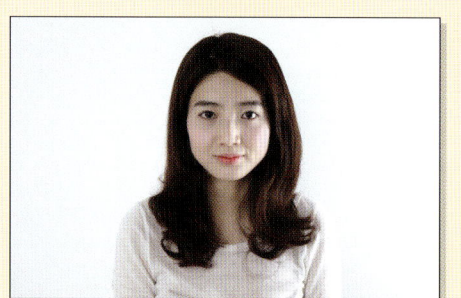

*After

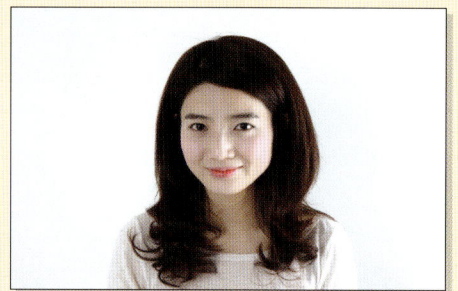

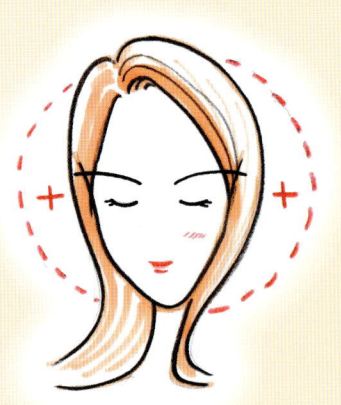

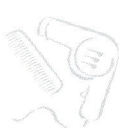
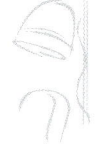
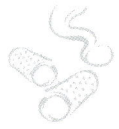
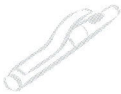

불규칙하게 대충대충 손 빗질

머리를 묶을 때나 풀 때나 내추럴한 헤어가 어려 보이는데요. 가끔 미용실에서 굉장히 공들여 머리를 했는데 오히려 나이 들어 보여 속상한 적이 있을 거예요. 그 이유는 지나치게 정돈되고 인위적인 느낌 때문입니다. 어려 보이려면 손을 이용해 빗질을 하고 잔머리를 살려주는 것이 중요해요.

*손으로 대충 빗질하기

빗질을 할 경우 볼륨감이나 자연스러운 결이 사라지게 돼요.
이렇게 손으로 대충대충 손가락을 이용하여 좀 더 내추럴한 느낌을 살려보아요!

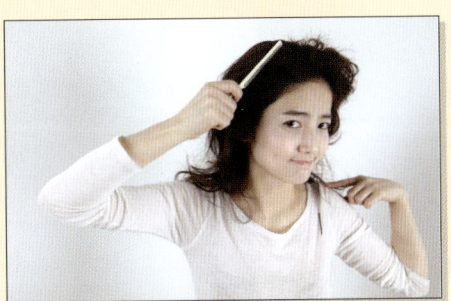
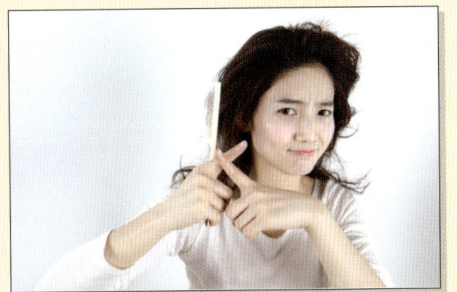
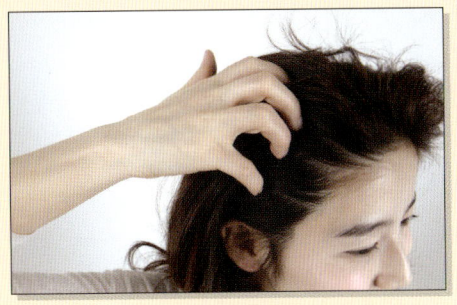
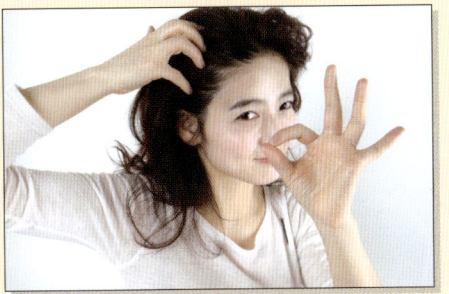

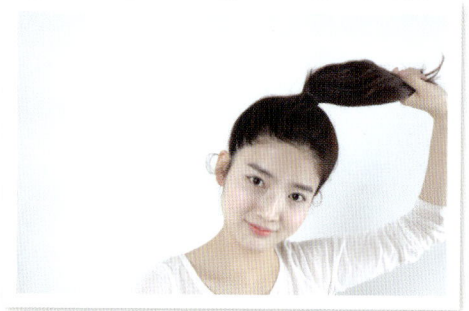

1 정수리 부분에 높게 머리를 묶어주세요.

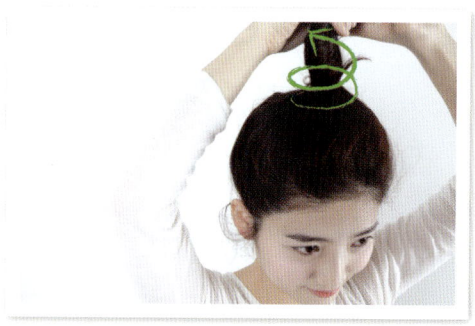

2 묶인 모발을 돌돌 감아주세요.

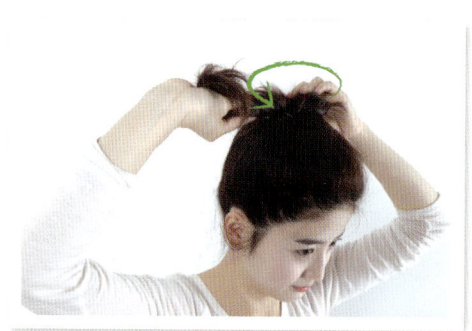

3 돌돌 감은 방향대로 고무줄이 묶인 부분에 감싸듯이 머리카락을 감아주세요.

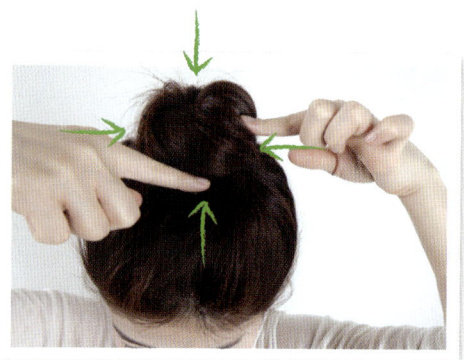

4 머리카락을 다 감싼 후에는 고정해야 해요. 두피에 밀착된 부분과 같이 연결하며 핀으로 고정해 주세요.

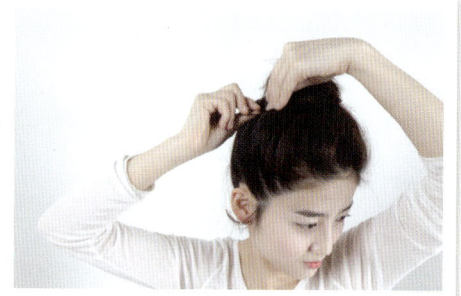

5 둥근 모양을 돌아가면서 삐져나온 부분에 힘 있게 꽂아주세요.

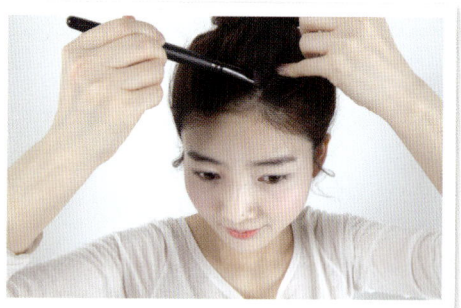

6 페이스라인 쪽 비어 보이는 곳에는 헤어 섀도를 이용해 섀딩합니다.

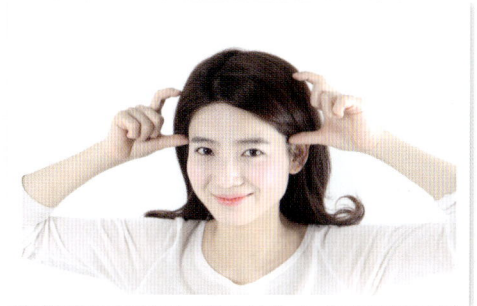

1 귀 위쪽부터 눈썹 끝 바로 위까지 섹션을 나누어 주세요.

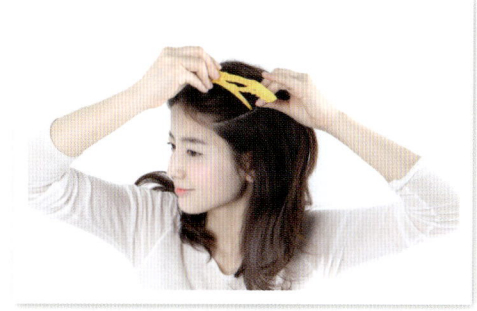

2 섹션을 나눈 다음 핀셋으로 머리카락을 고정하세요.

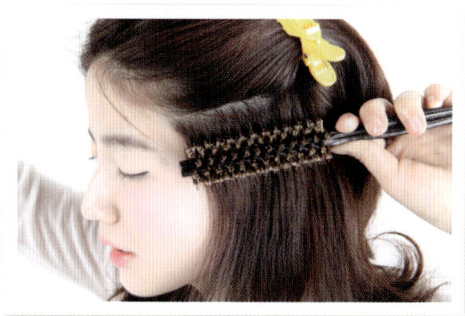

3 섹션을 나눈 부분의 아래쪽에 롤빗을 바싹 붙여요.

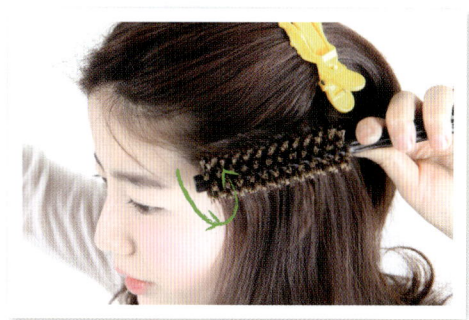

4 머리카락과 밀착시킨 롤빗을 섹션을 나눈 위쪽으로 머리카락과 함께 올려주세요.

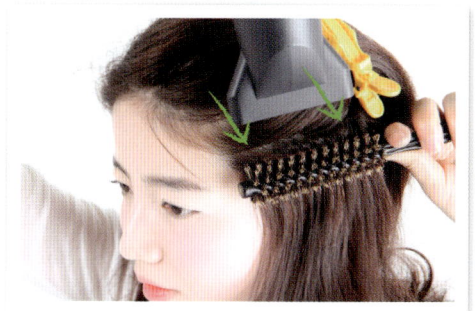

5 롤빗을 올린 상태에서 드라이어를 이용하여, 골고루 열을 가해주세요.

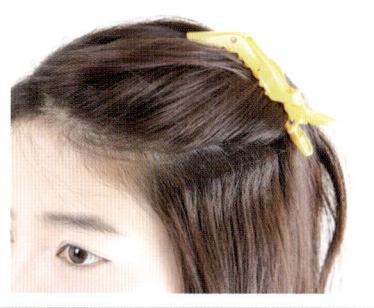

6 뿌리를 U자로 만든다는 느낌으로 올려준 후 드라이 열을 식히고 떼어주세요. 반대쪽도 같은 방법으로 완성합니다.

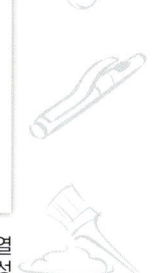

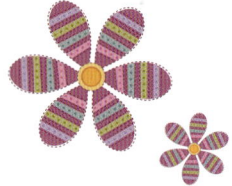

머리카락을
도구로
활용하라 ❶

사과머리

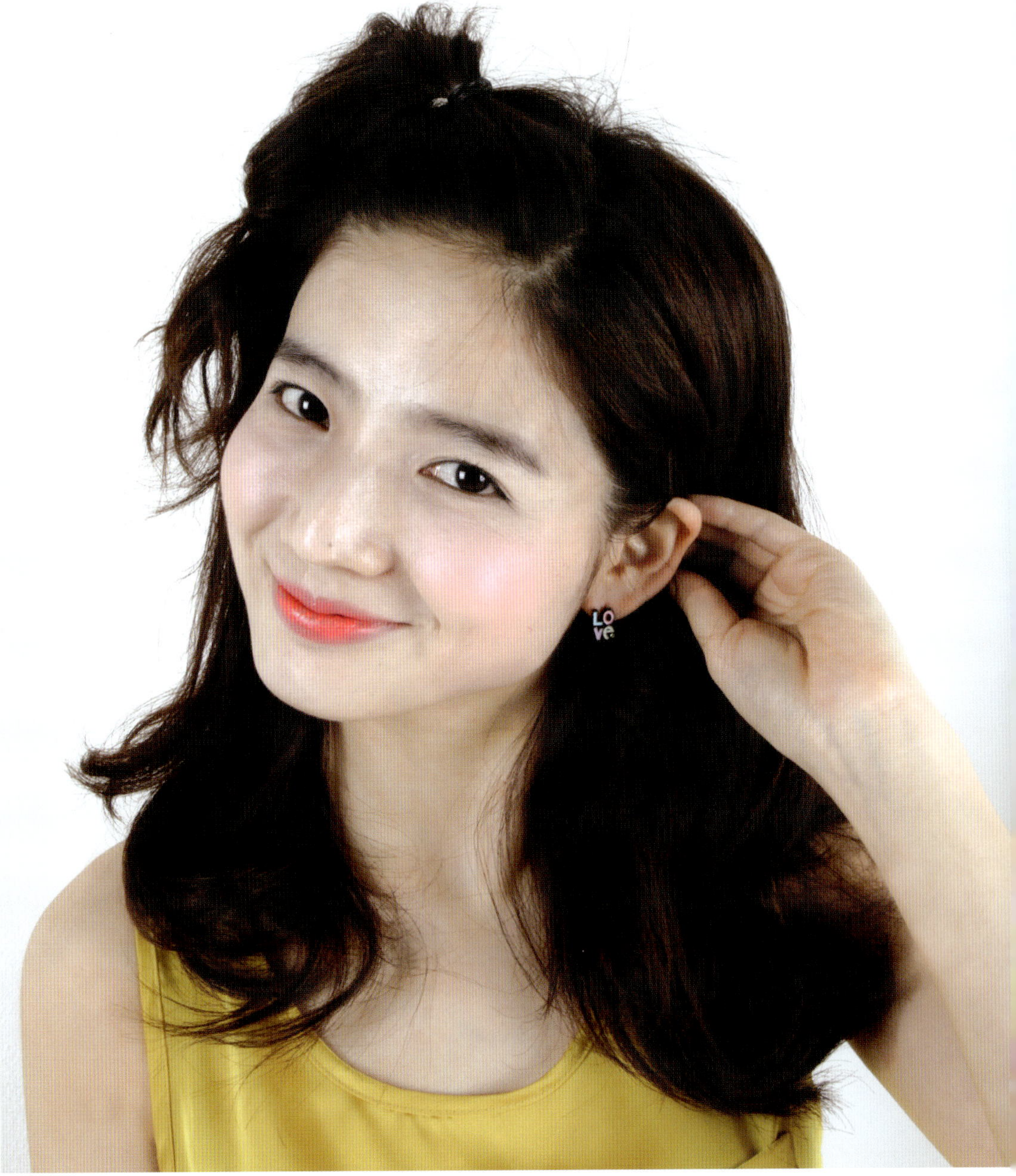

🪞 **차홍의 Self Advice**
묶은 머리카락의 양과 모양을 확인해 주세요.

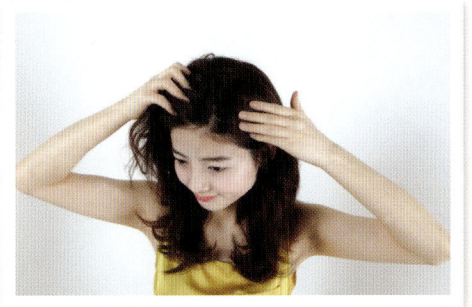

1 거울을 보고 가르마를 사선으로 잡아주세요.

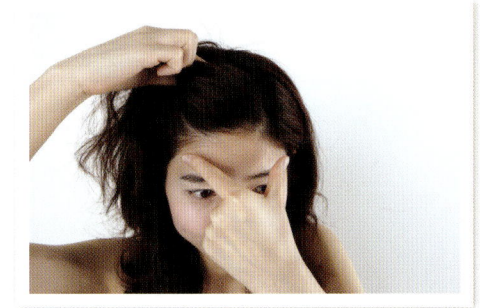

2 양쪽 눈썹을 기준으로 중간 지점의 머리를 갈라주세요.

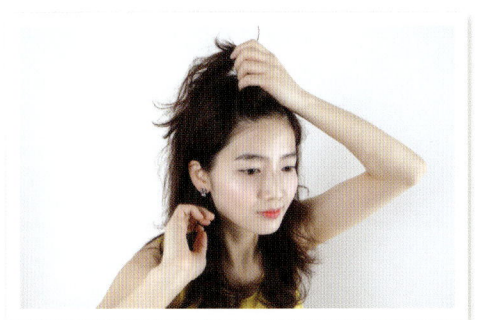

3 가른 부분의 머리를 앞쪽으로 묶어주세요.

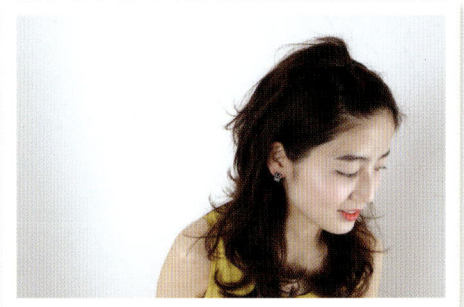

4 사진과 같은 모양으로 묶였는지 확인합니다.

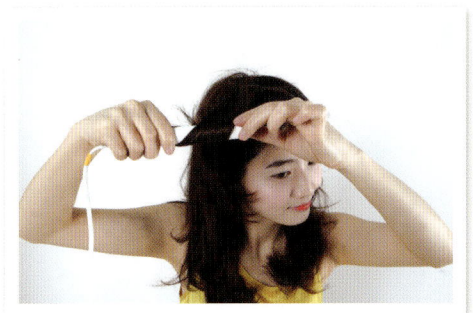

5 미니 매직기를 이용하여 묶은 머리에 웨이브를 넣어주세요.

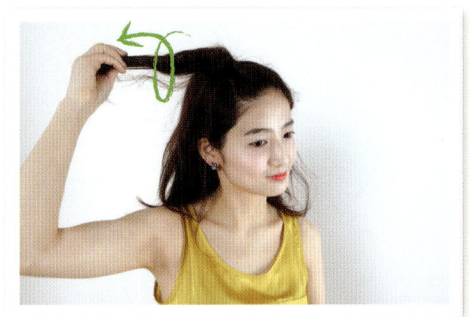

6 사진과 같이 웨이브를 넣은 머리카락을 잡고 열을 식혀주면 완성이에요.

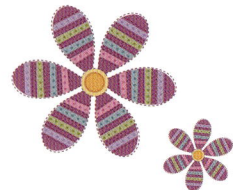

벼머리

머리카락을 도구로 활용하라 ❷

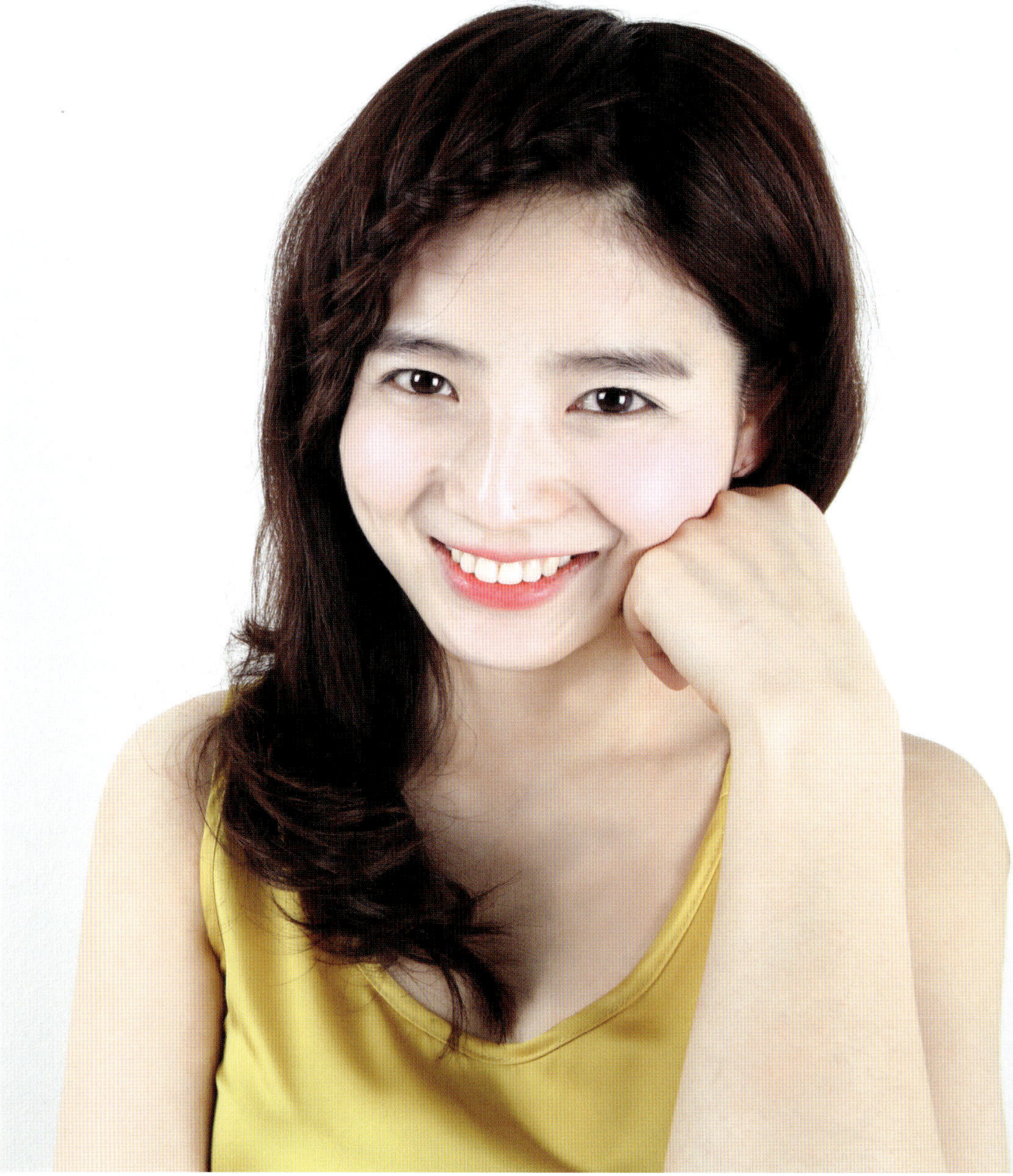

차홍의 Self Advice
조금씩 땋고, 조금씩 빼내 주세요.

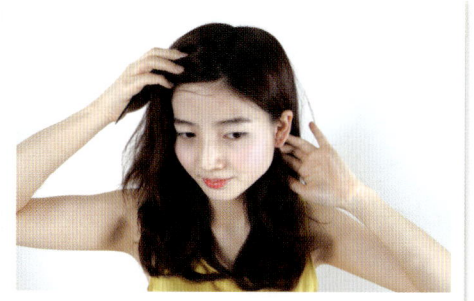

1 거울을 보고 사진과 같이 옆 가르마를 짧게 타주세요.

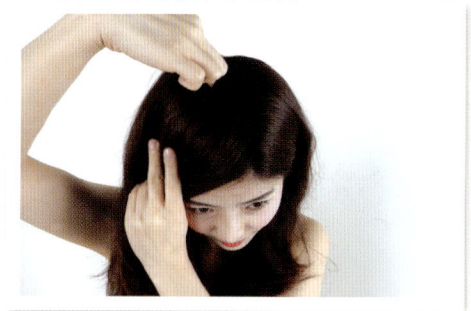

2 정수리 부분부터 앞머리 쪽으로 머리카락이 쏟아지도록 빗어주세요.

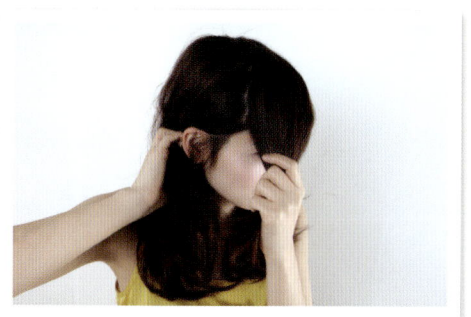

3 쏟아 내린 머리를 사진과 같이 뒷머리와 확실히 구분합니다.

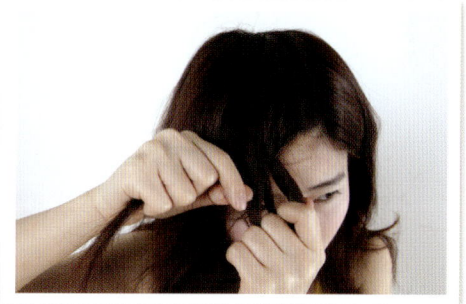

4 헤어라인 머리는 그대로 두고, 정수리 부분부터 머리카락을 조금씩 가져와 땋아주세요.

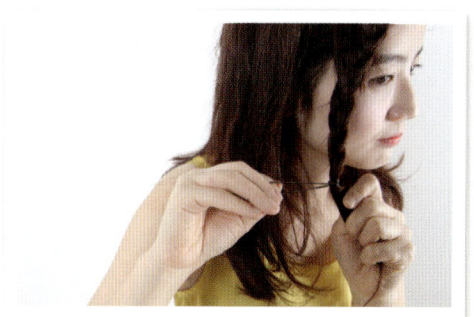

5 머리카락을 끝까지 땋고 고무줄로 묶어서 고정해요.

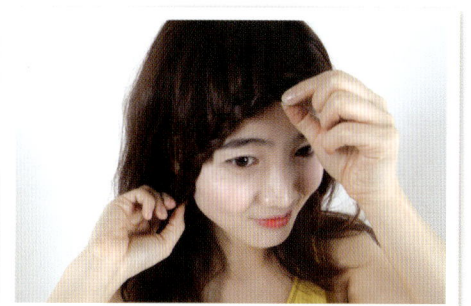

6 촘촘하게 다 땋아진 머리를 집게손가락을 이용하여 조금씩 자연스럽게 빼내주세요.

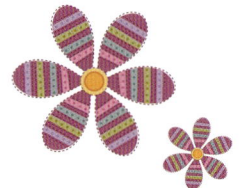

머리카락을
도구로
활용하라
❸

리본머리

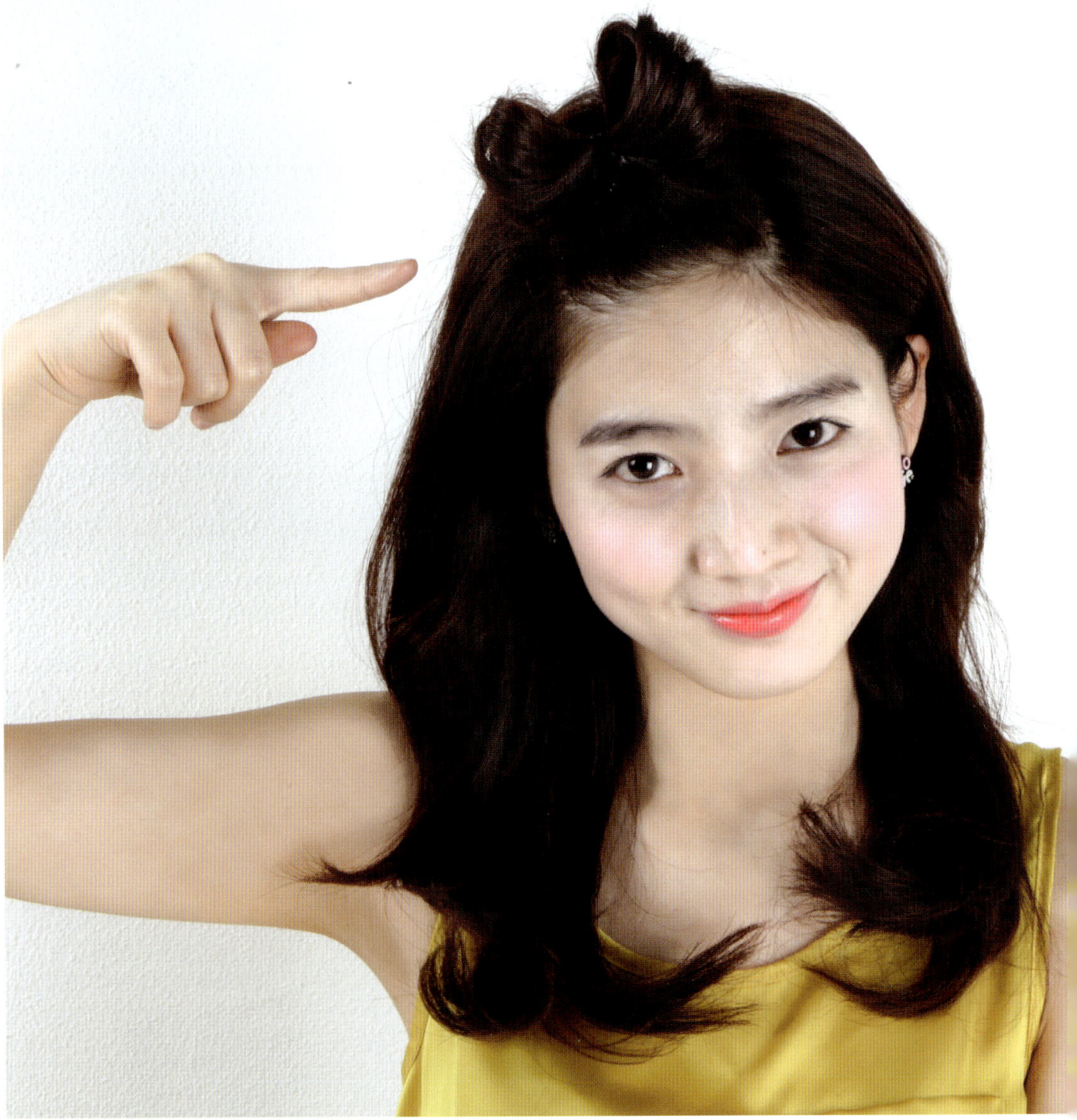

차홍의 Self Advice

중간 중간 머리카락이 삐져나오거나 모양이 제대로 잡히지 않는다면, 집게손가락을 이용하여 리본 모양을 잡아주세요.

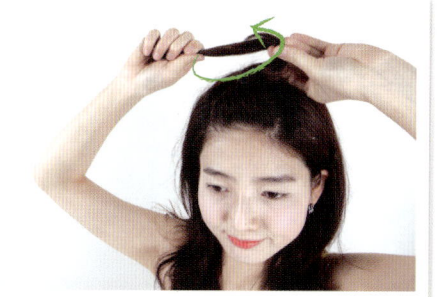

1 앞에 나왔던 것처럼 사과머리를 만들어 주세요.

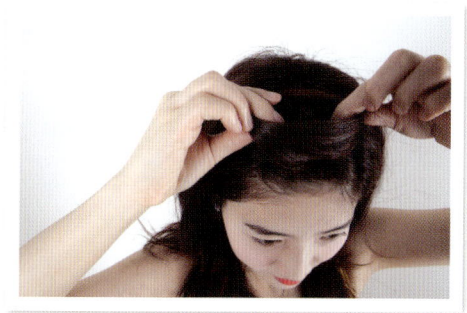

2 사과머리의 머리카락을 사진과 같이 안이 텅 빈 원형 모양으로 만들어 주세요.

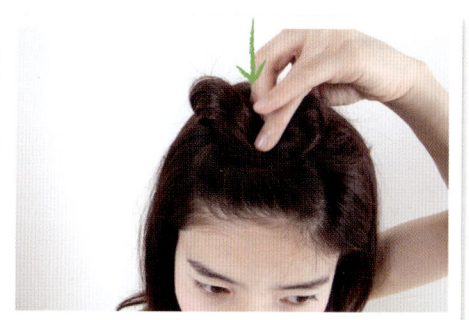

3 가운뎃손가락과 엄지손가락을 활용하여 머리를 고정해 주세요.

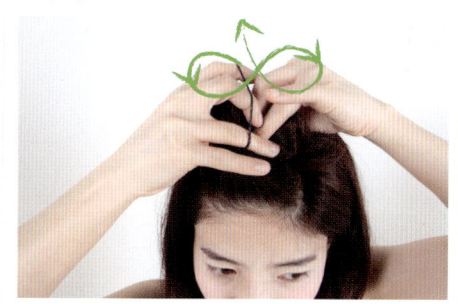

4 한 손으로 머리를 고정하고, 한 손으로는 고무줄을 이용하여 고정한 머리의 가운데를 묶어주세요.

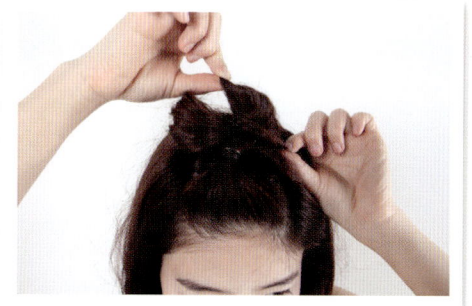

5 양쪽 집게손가락을 이용하여 고정된 머리를 리본 모양으로 펴주세요.

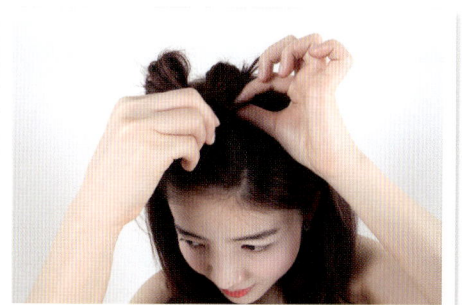

6 리본 모양을 잡아가면서 정리합니다.

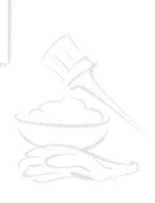

45

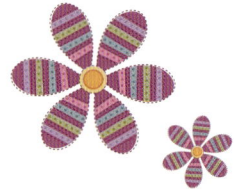

땋은 헤어밴드

머리카락을 도구로 활용하라 ❹

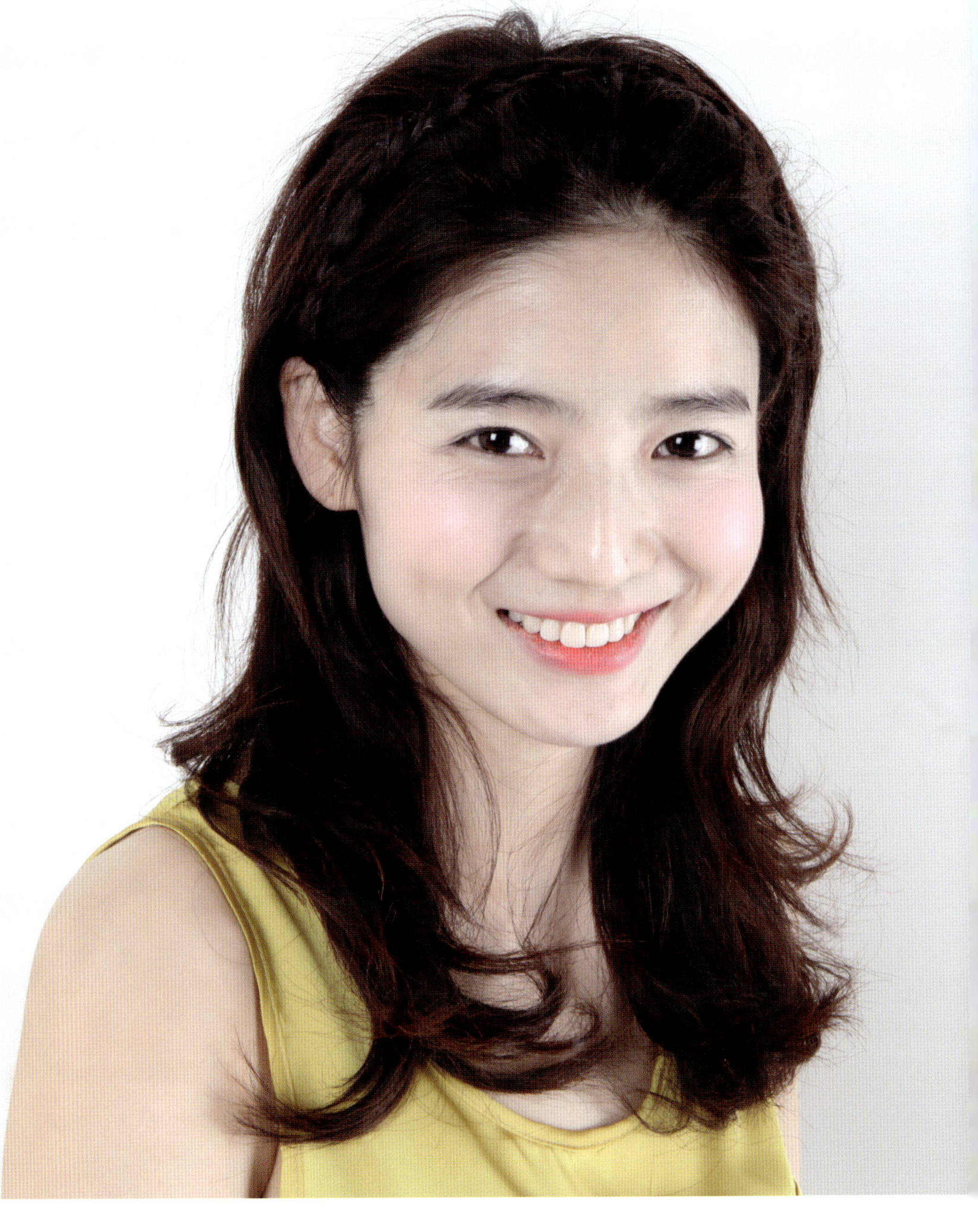

차홍의 Self Advice
머리카락을 나누고 고정하는 것이 중요해요.

46

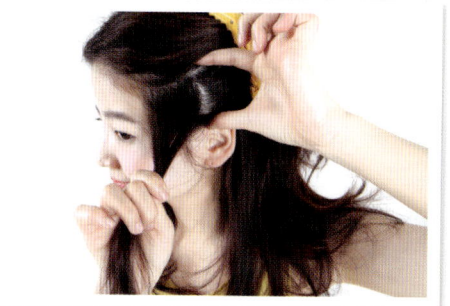

1 귀밑머리 부분의 머리카락을 사각형 모양으로 나눠서 잡아주세요.

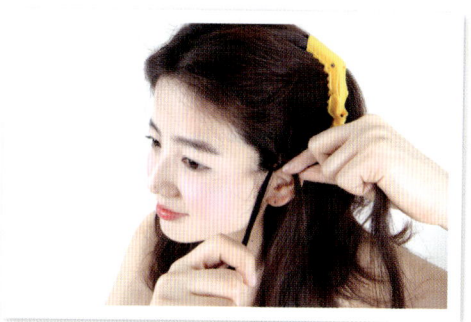

2 나눈 부분의 머리카락을 아래로 땋아주세요.

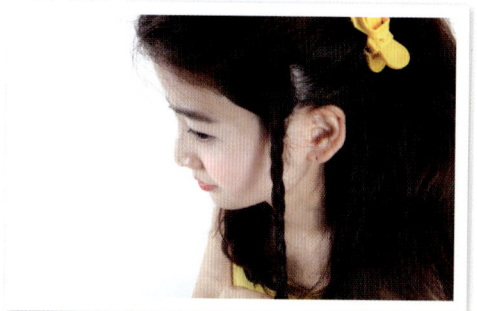

3 다 땋은 머리를 고무줄로 고정하고, 반대쪽도 똑같이 땋아서 고무줄로 고정합니다.

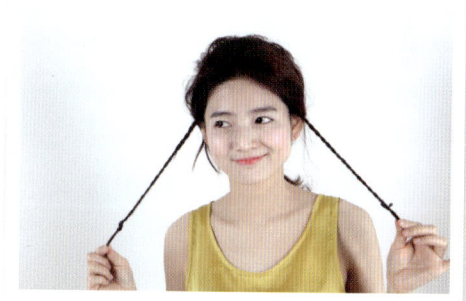

4 양쪽을 모두 땋은 모습이에요.

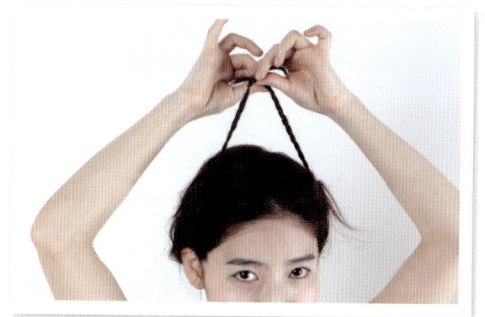

5 땋은 머리를 사진과 같이 가운데로 교차시켜서 헤어밴드 모양으로 만들어 주세요.

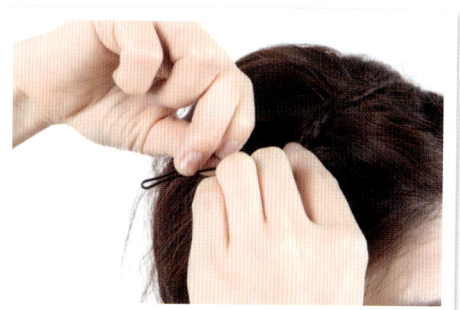

6 실핀을 이용하여 교차시킨 부분들을 세로로 고정하면 완성이에요.

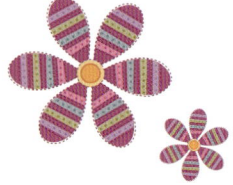

히피밴드

머리카락을
도구로
활용하라 ❺

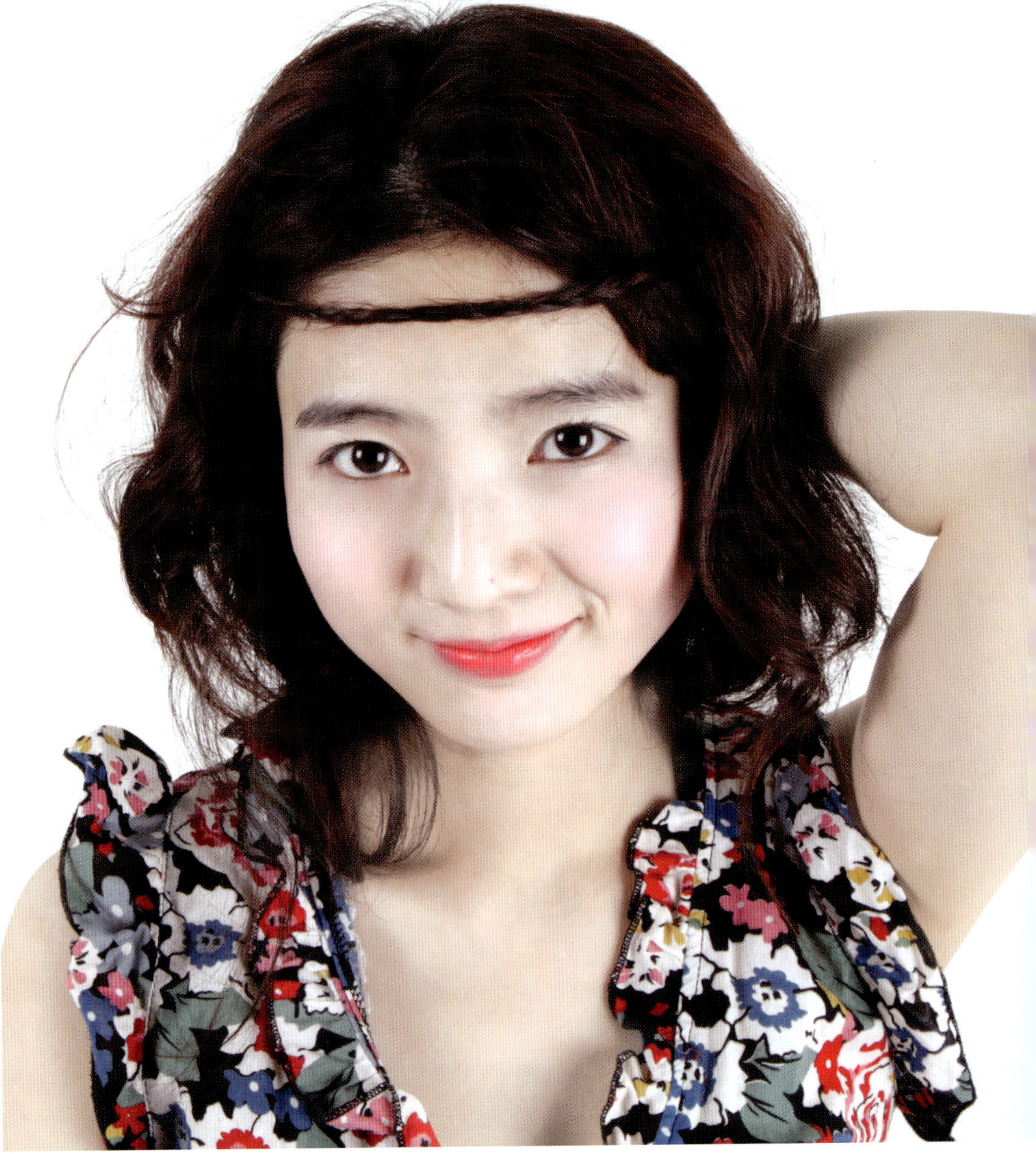

🔍 차홍의 Self Advice
머리카락을 고정할 때는 고무줄과 실핀을 활용해요.

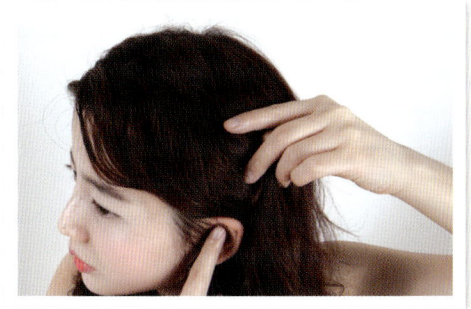

1 사진과 같이 귀를 따라서 이마 중간 부분의 안쪽 머리를 조금 나눠주세요.

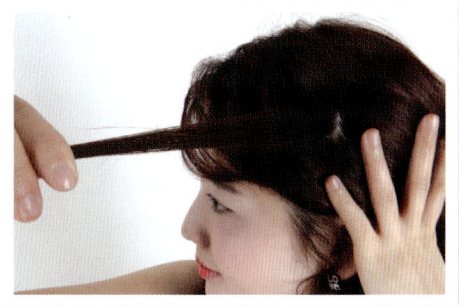

2 나눈 머리를 앞으로 끌어내 주세요.

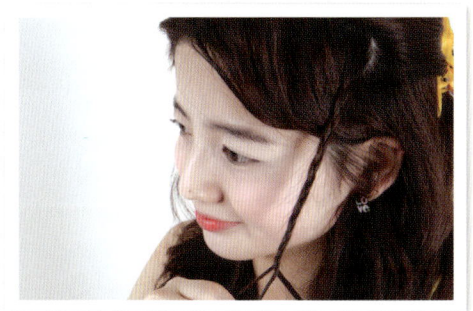

3 머리를 아래로 땋아주세요.

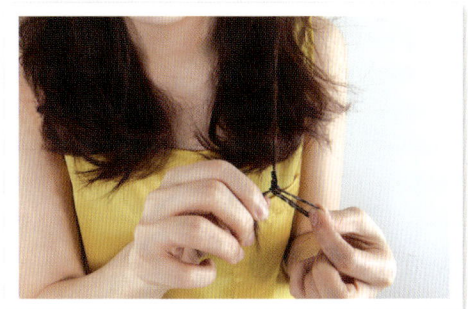

4 끝까지 다 땋은 머리를 고무줄을 이용하여 고정해 주세요.

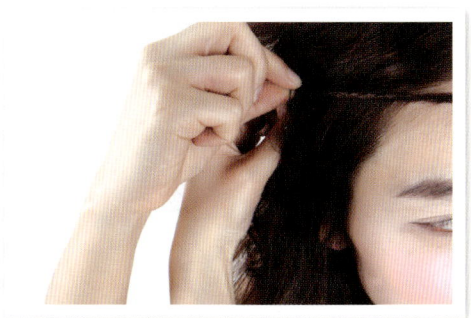

5 땋은 머리를 이마 앞쪽으로 가져와 반대편에 일자로 대고, 실핀을 이용하여 고정합니다.

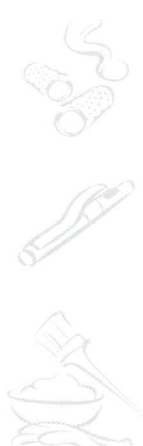

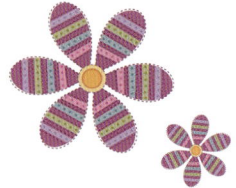

미니 베이비 업

머리카락을
도구로
활용하라
❻

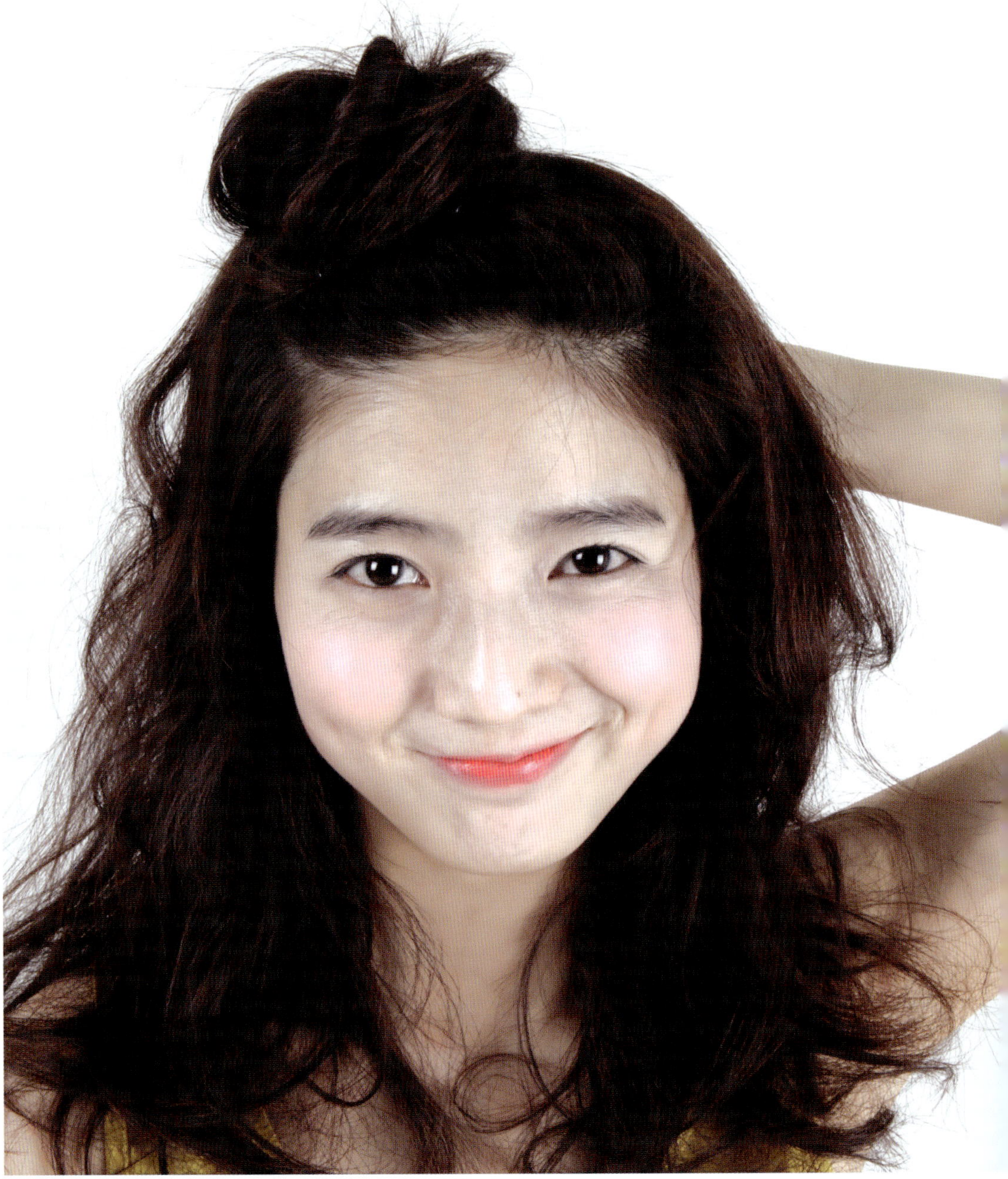

차홍의 Self Advice
사과머리를 만들 때보다
훨씬 더 많은 양의 모발이
필요해요.

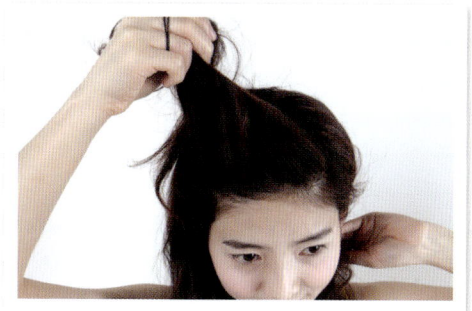

1 머리 앞부분을 동그랗게 사과머리를 만들듯이 묶어주세요.

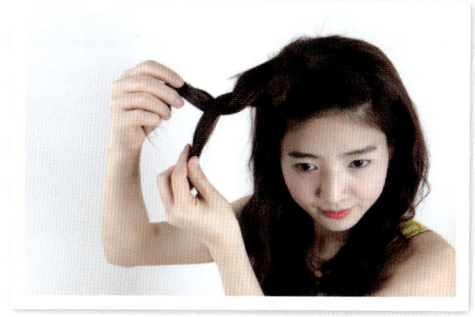

2 묶은 머리를 두 갈래로 따주세요.

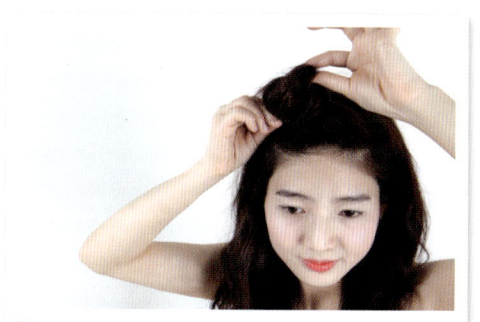

3 땋은 머리를 동그랗게 돌돌 말아주세요.

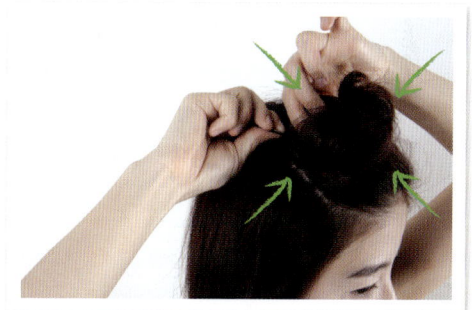

4 말린 머리를 실핀을 이용하여 고정해 주세요.

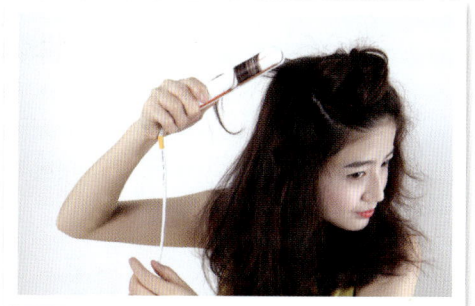

5 부스스해진 뒷머리를 미니 매직기를 이용하여 정리해주세요.

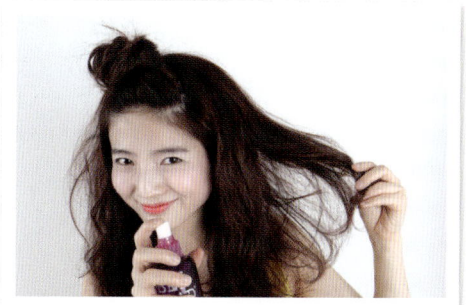

6 스프레이를 이용하여 머리를 고정하면 완성이에요.

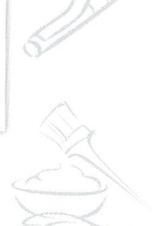

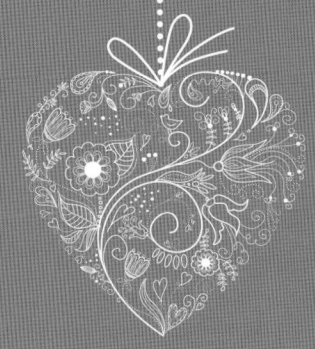

Chapter 2
1분 안에 이미지 변신하는 셀프 스타일링

셀프 헤어법 1. 귀여운 스타일링 ❶ 단발머리 만들기 ❷ 3단 묶기 ❸ 꽁지머리 ❹ 땋은 업두 ❺ 미니번 ❻ 옆으로 묶기 | 셀프 헤어법 2. 시크한 스타일링 ❶ 파워 포니테일 | 셀프 헤어법 3. 단아한 스타일링 ❶ 웨이브 ❷ 옆으로 묶기 ❸ 반 묶기 ❹ 양쪽 묶기 | 셀프 헤어법 4. 섹시한 스타일링 ❶ 흘러내리는 포니테일

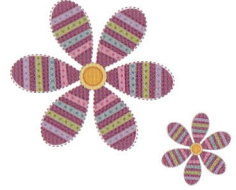

귀여운
스타일링 ❶

단발머리 만들기

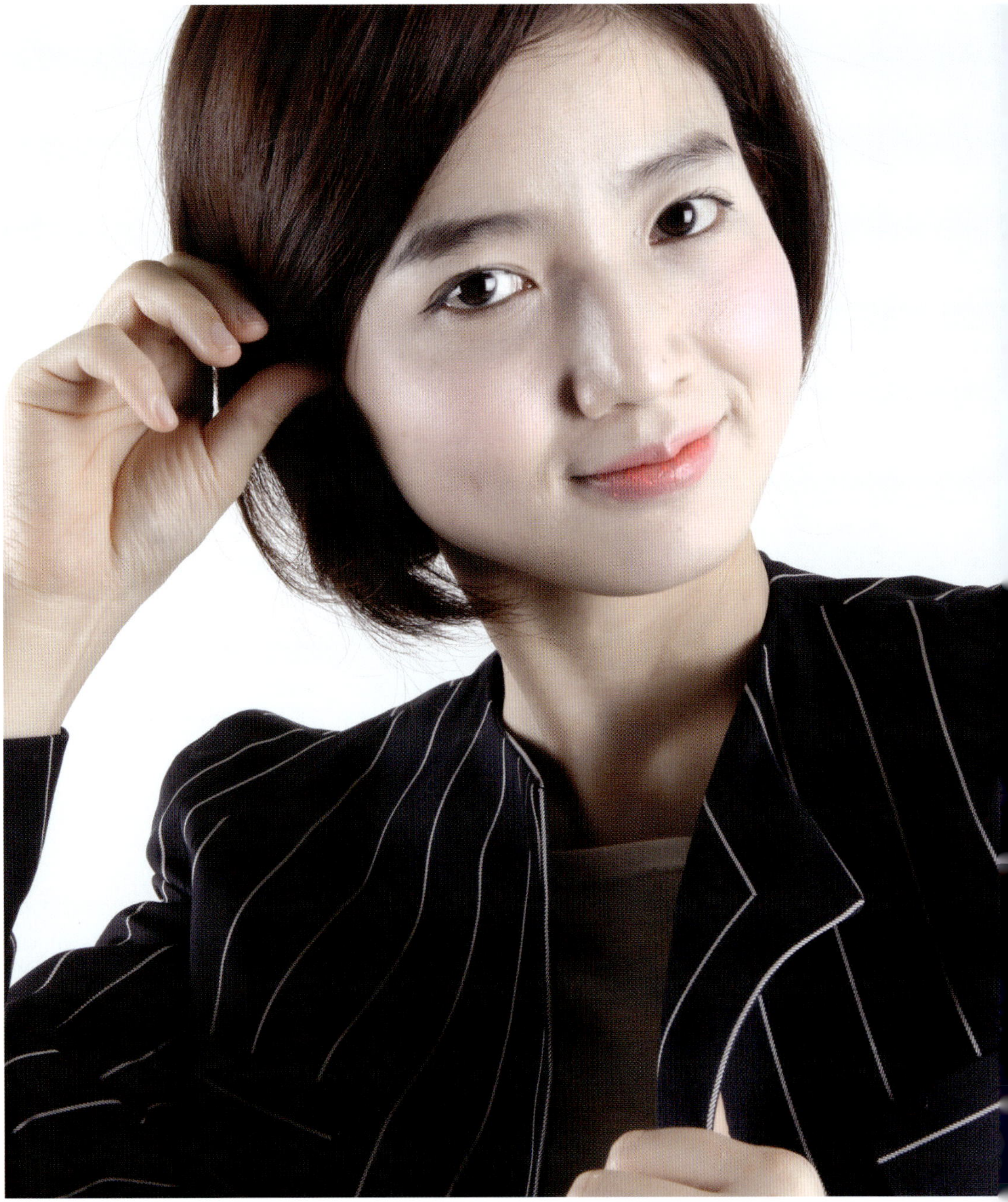

차홍의 Self Advice
머리카락이 흘러내리지 않도록 꼼꼼하게 핀을 꽂아 고정해 주세요.

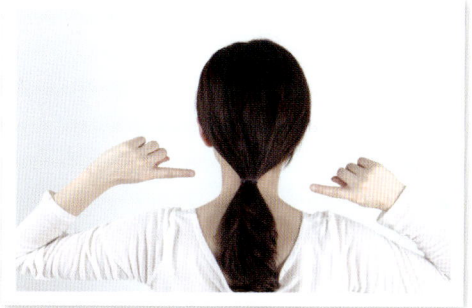

1 사진과 같이 머리의 중간 부분을 밴드로 묶어주세요.

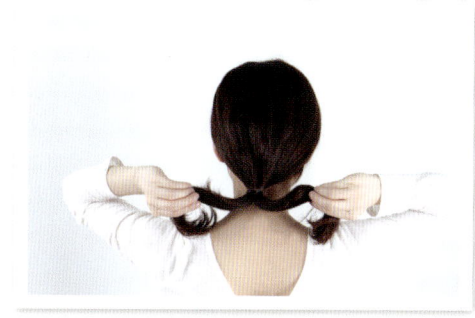

2 묶은 머리를 두 갈래로 나눠주세요.

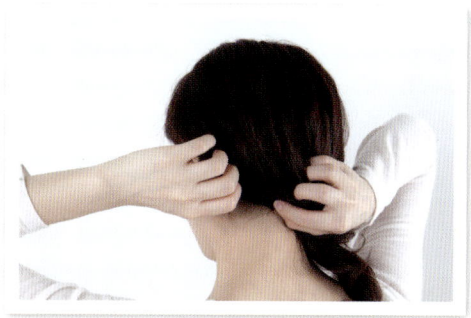

3 두 갈래로 나눈 머리를 반씩 머리의 안쪽으로 넣어주세요.

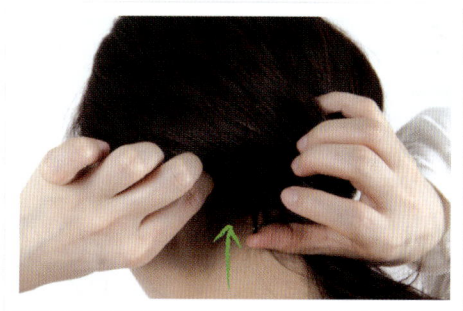

4 머리핀을 이용해 좌, 우를 고정해 주세요.

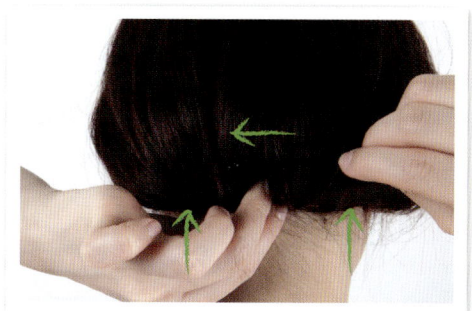

5 머리의 뒤쪽도 핀을 꽂아주세요.

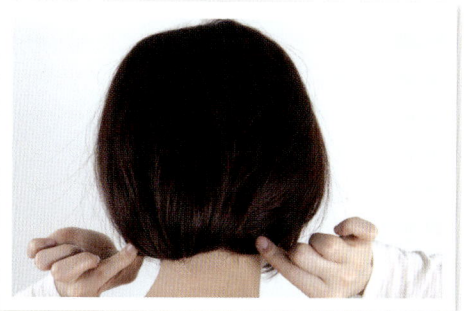

6 핀으로 머리가 고정되었다면, 그림과 같이 검지손가락을 이용해 머리카락을 조금씩 빼내어 주세요.

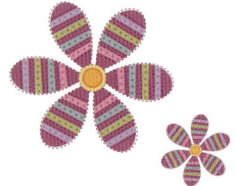

3단 묶기

귀여운 스타일링 ❷

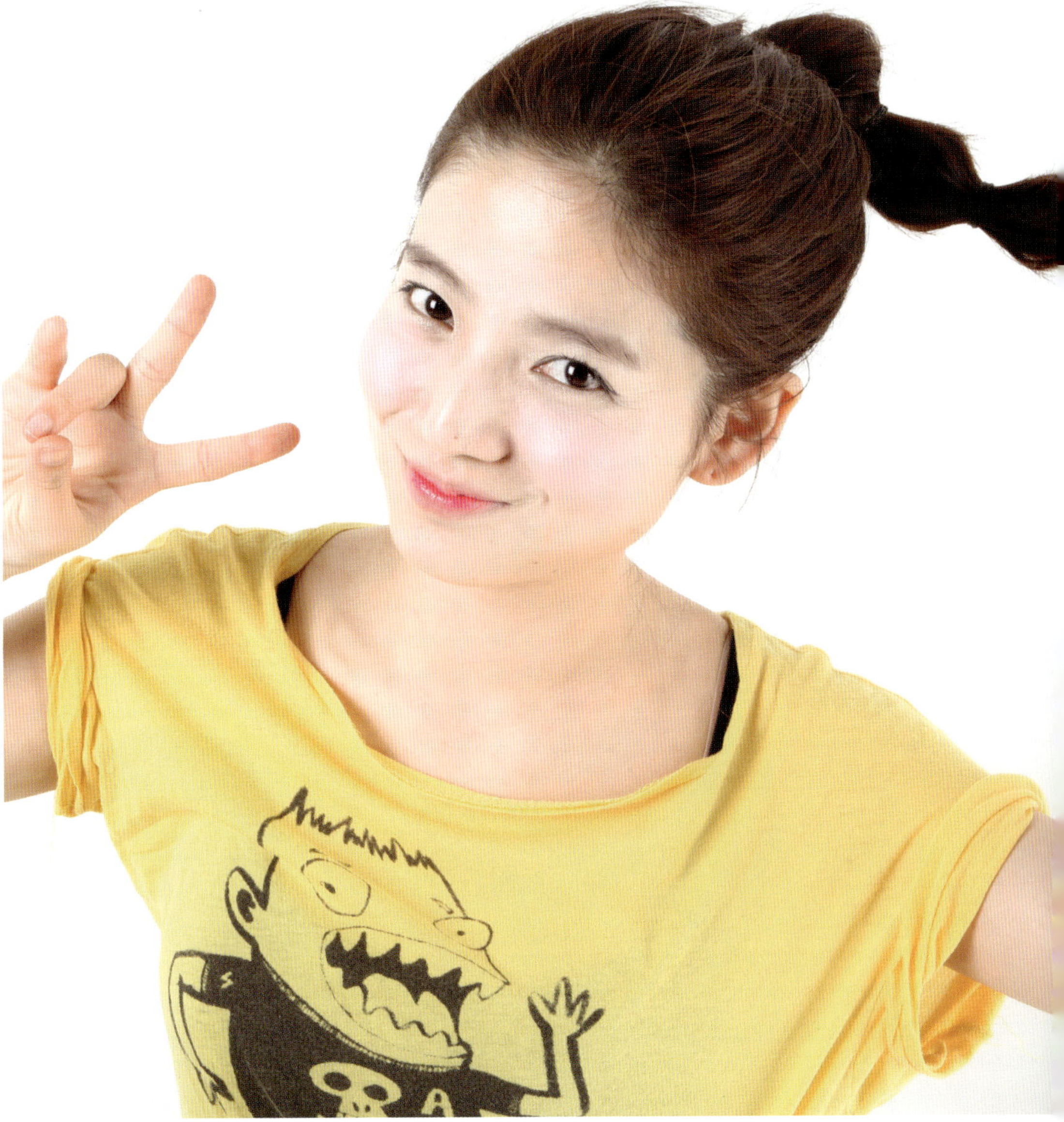

차홍의 Self Advice
좀 더 디테일을 주기 위해 손가락을 사용해요.

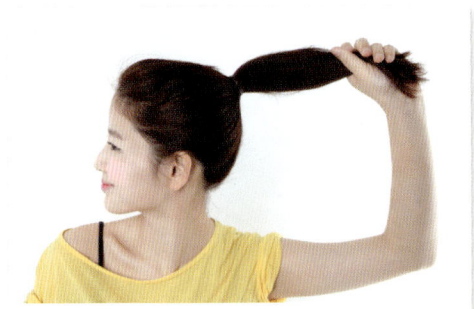

1 머리를 정수리 부분까지 높게 묶어주세요.

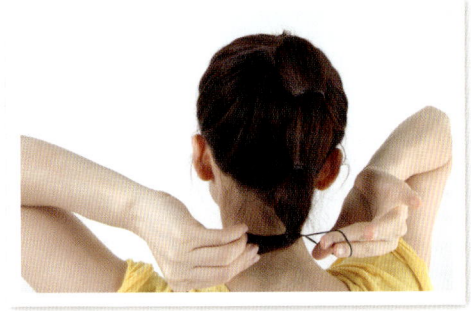

2 높게 묶은 머리를 3등분하여 사탕 고리처럼 묶어주세요.

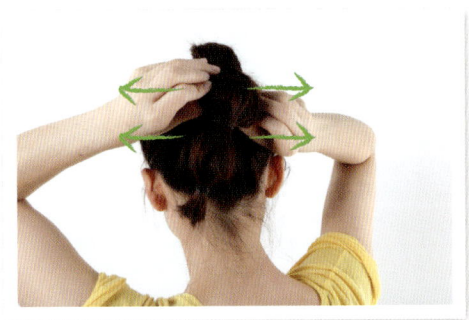

3 손가락을 사용하여 동그랗게 볼륨을 조절해 주세요.

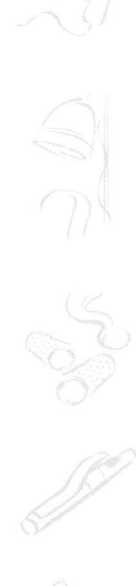

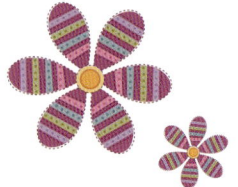

귀여운 스타일링 ❸

꽁지머리

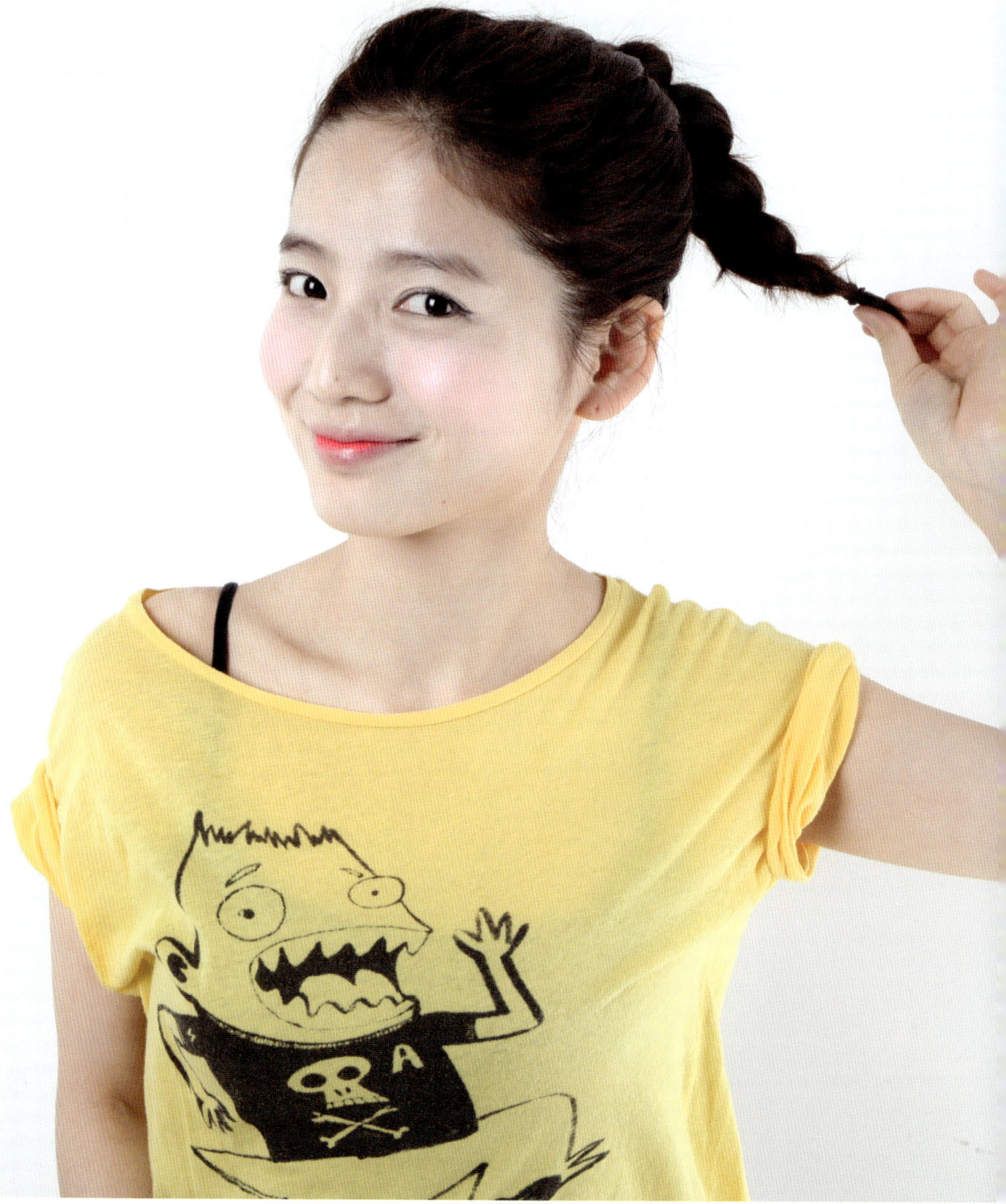

🔍 **차홍의 Self Advice**
머리카락을 끝까지 촘촘하게 땋아주세요.

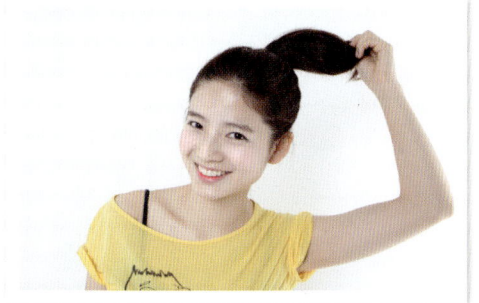

1 머리를 정수리 부분까지 높게 묶어주세요.

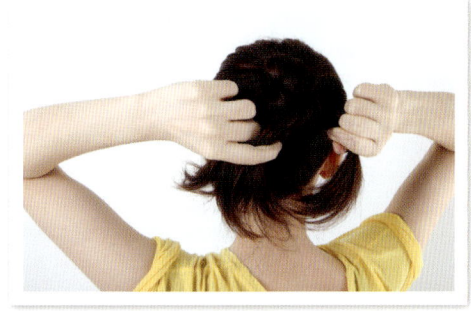

2 세 갈래로 머리를 땋아주세요.

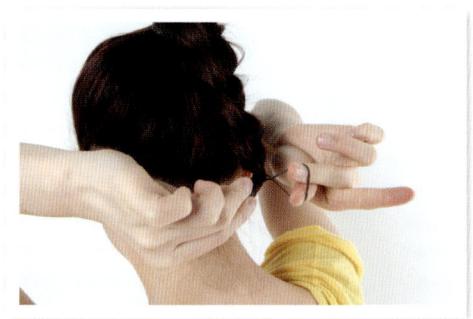

3 끝까지 촘촘하게 땋아 고무줄로 고정합니다.

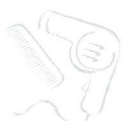
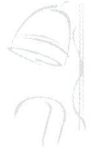
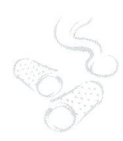
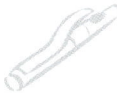

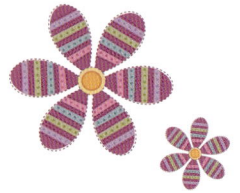

땋은 업두

귀여운 스타일링 ❹

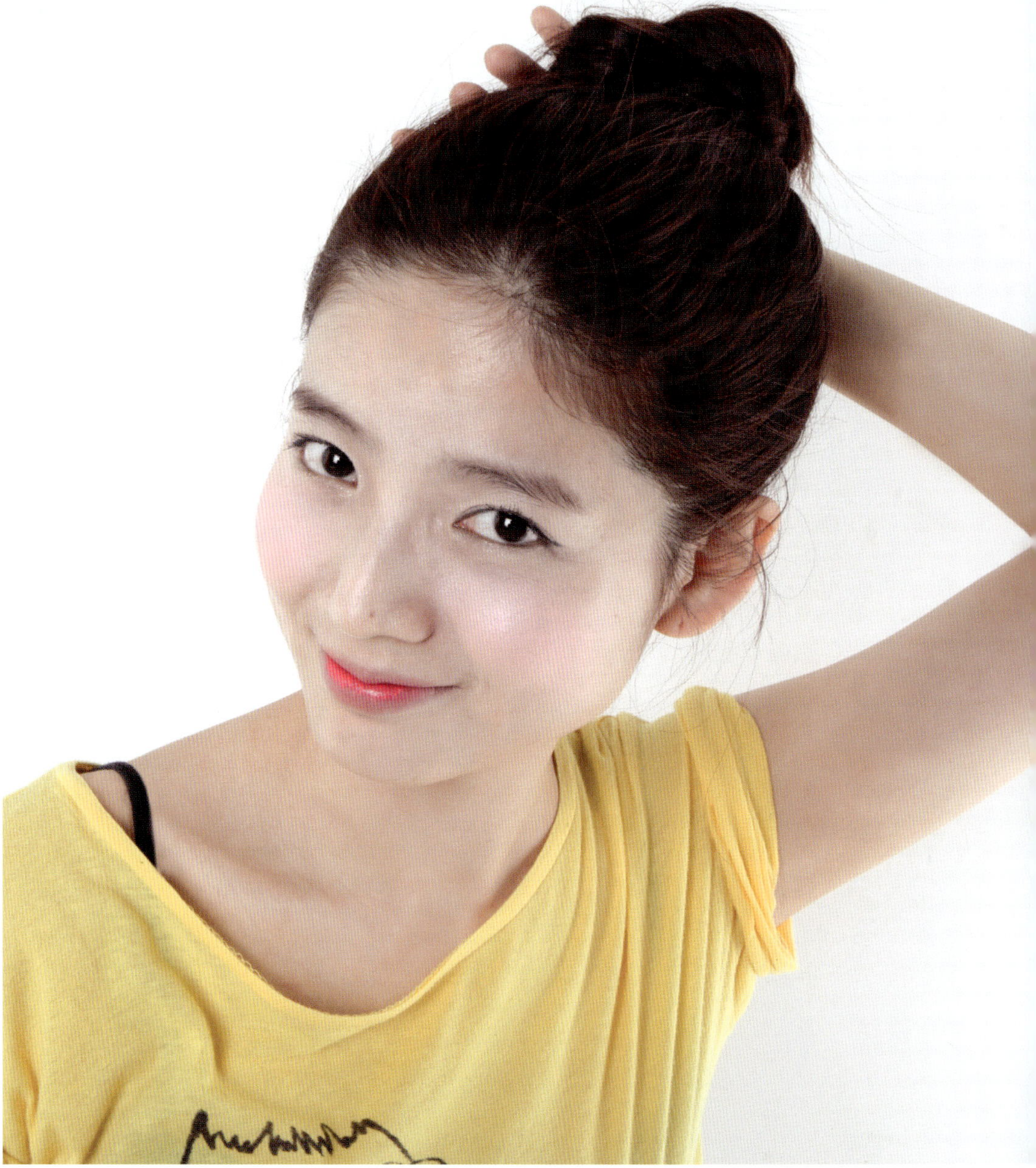

차홍의 Self Advice
꽁지머리의 변신! 머리를 돌려주고 모아주는 것이 포인트예요.

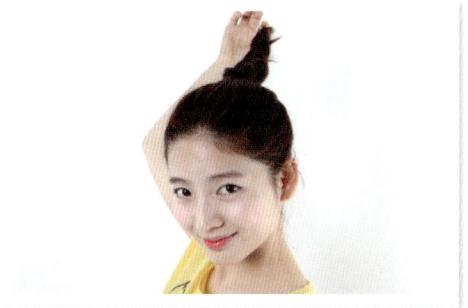

1 꽁지머리를 준비해 주세요.

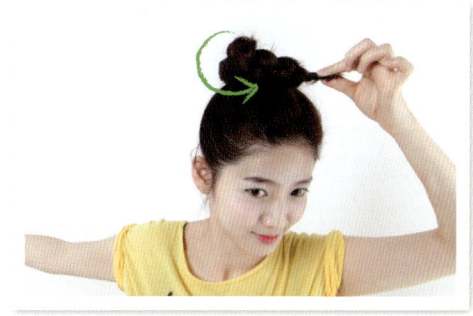

2 땋은 머리를 윗 방향으로 돌려 동그랗게 모아주세요.

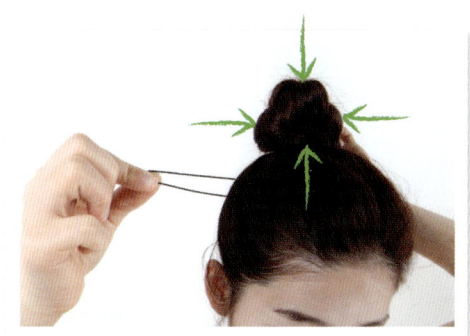

3 돌린 머리를 U핀으로 고정해 주세요.

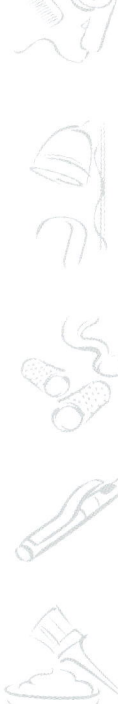

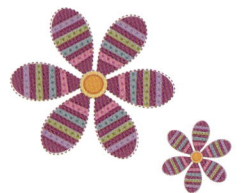

귀여운 스타일링 ❺

미니번

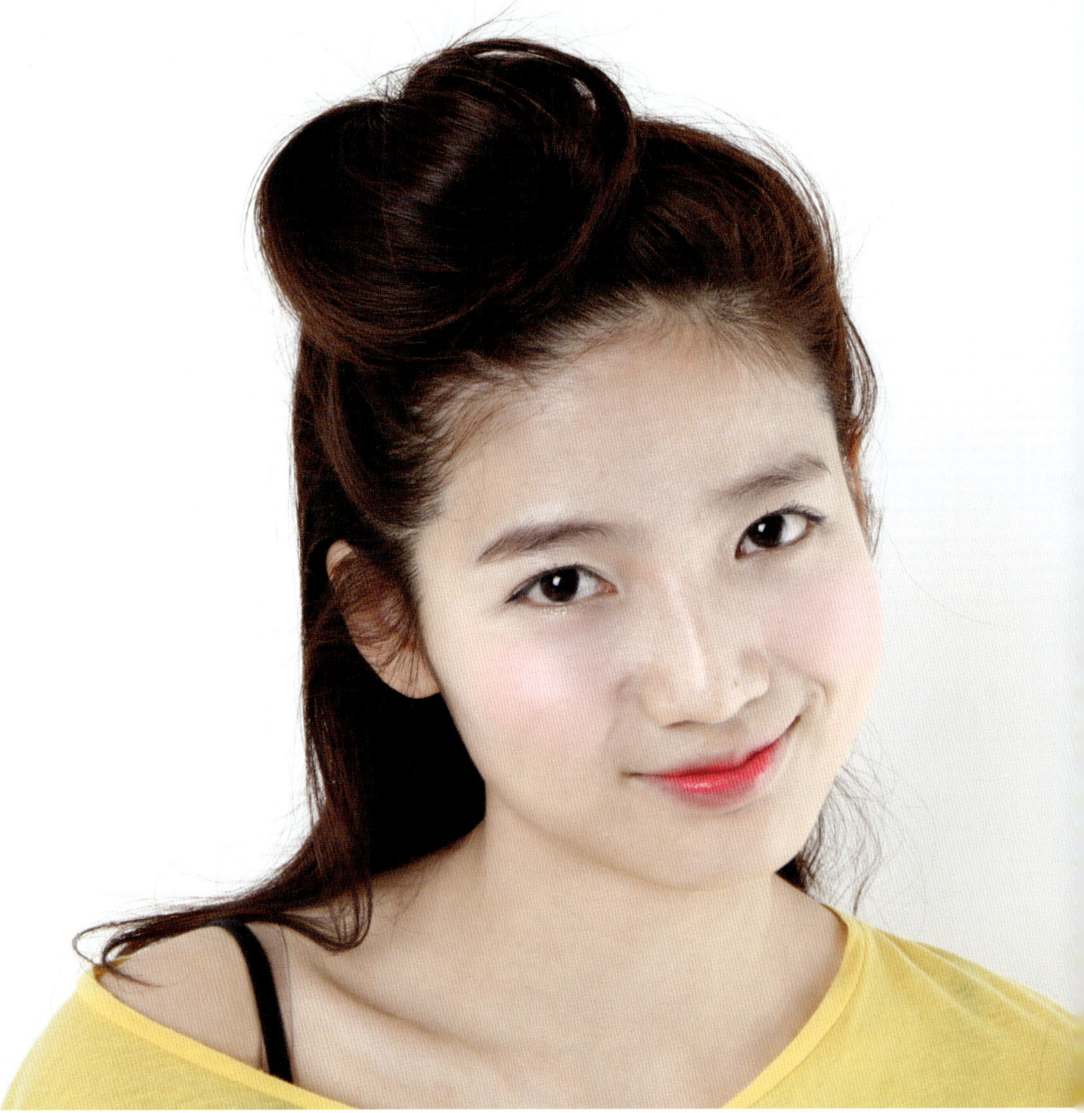

🔍 **차홍의 Self Advice**
머리끈과 머리핀, 집게손가락만 있다면 문제없어요.

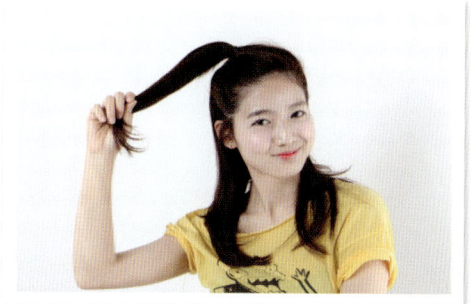

1 머리카락을 소량만 잡아 정수리 부분으로 높게 묶어주세요.

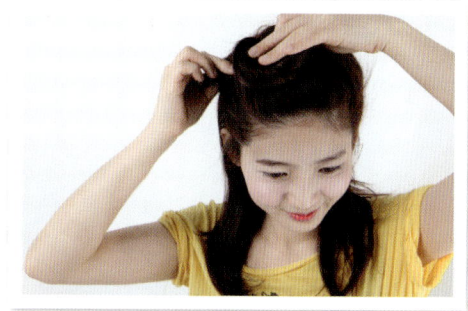

2 묶은 머리를 꼬아서 돌돌 말아주세요.

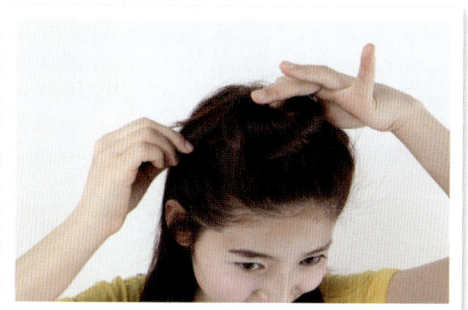

3 말린 머리를 핀으로 고정해 주세요.

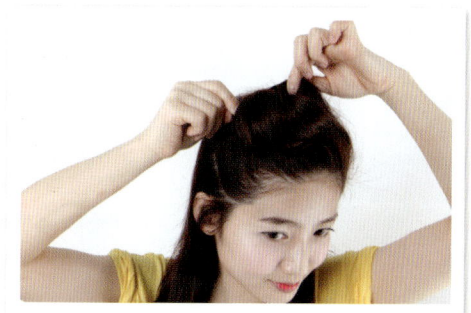

4 집게손가락으로 볼륨을 조절하여 모양을 만들어 주세요.

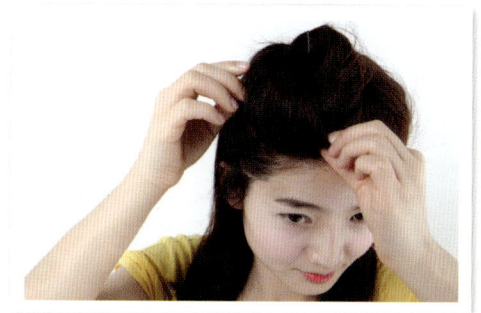

5 집게손가락을 이용하여 머리를 정리해 주세요.

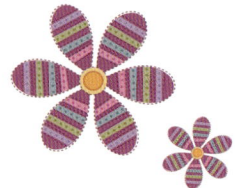

귀여운 스타일링 ❻

옆으로 묶기

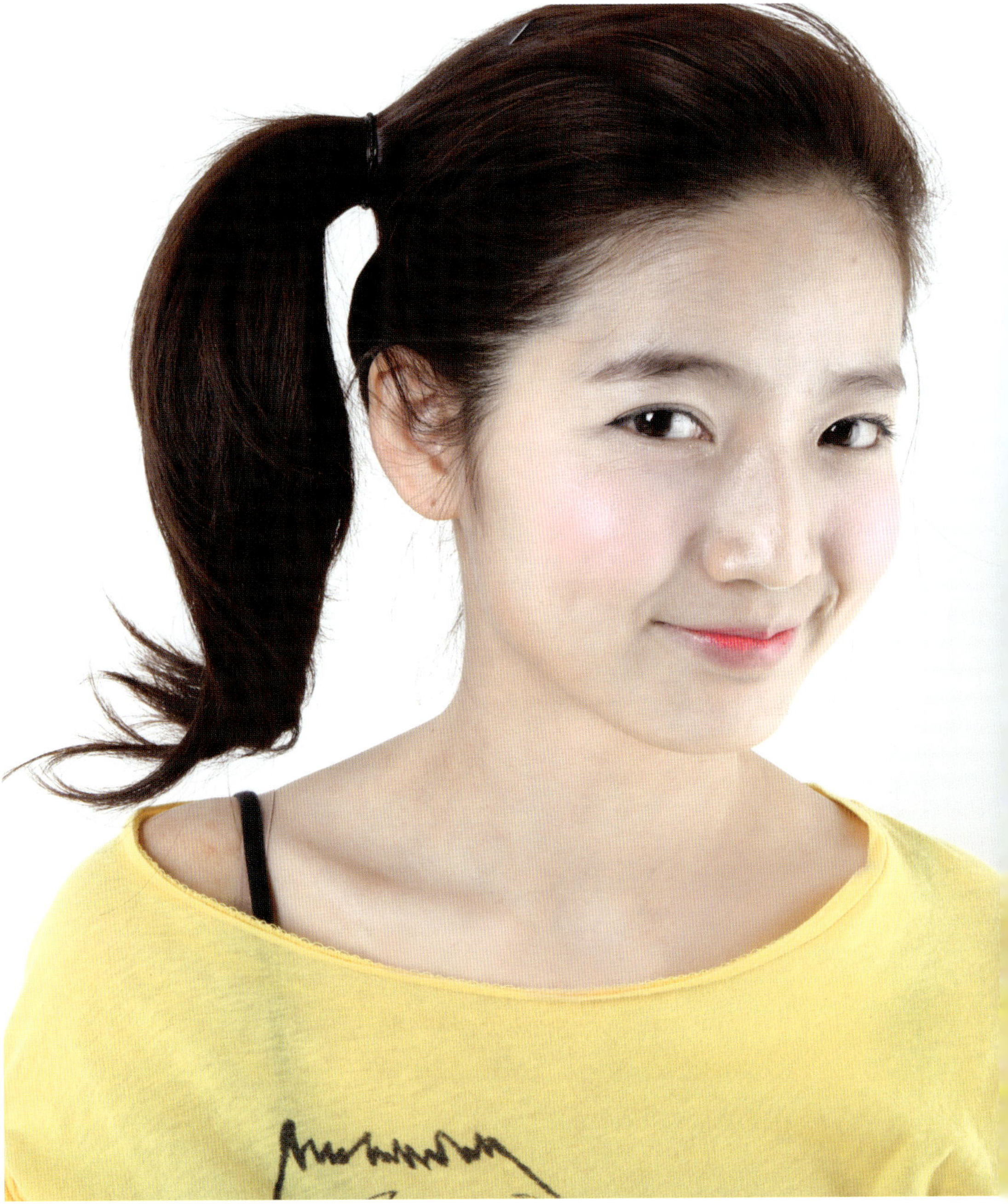

🔍 **차홍의 Self Advice**
역시 손과 고무줄만 있으면 충분해요.

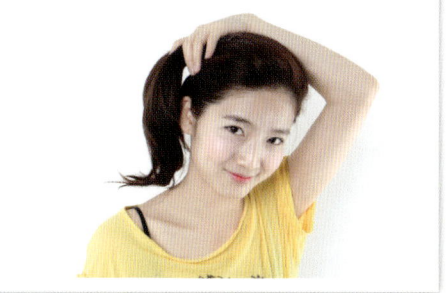

1 머리를 옆으로 높게 잡아주세요.

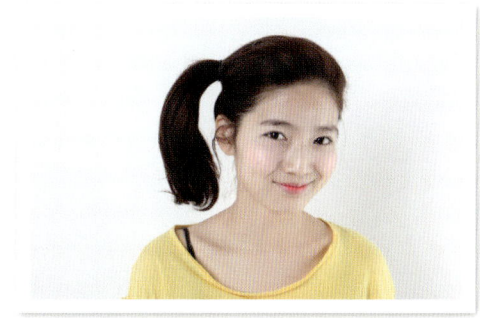

2 고무줄을 이용하여 머리를 묶어주세요.

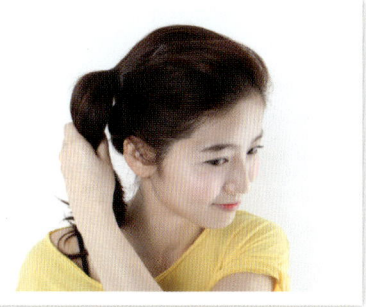

3 손을 이용하여 결을 정리해 줍니다.

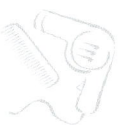
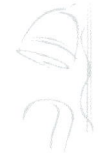
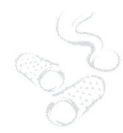
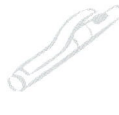
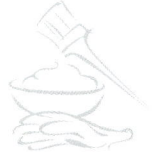

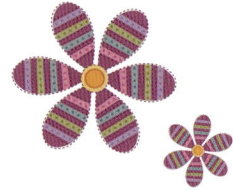

시크한 스타일링 ❶

파워 포니테일

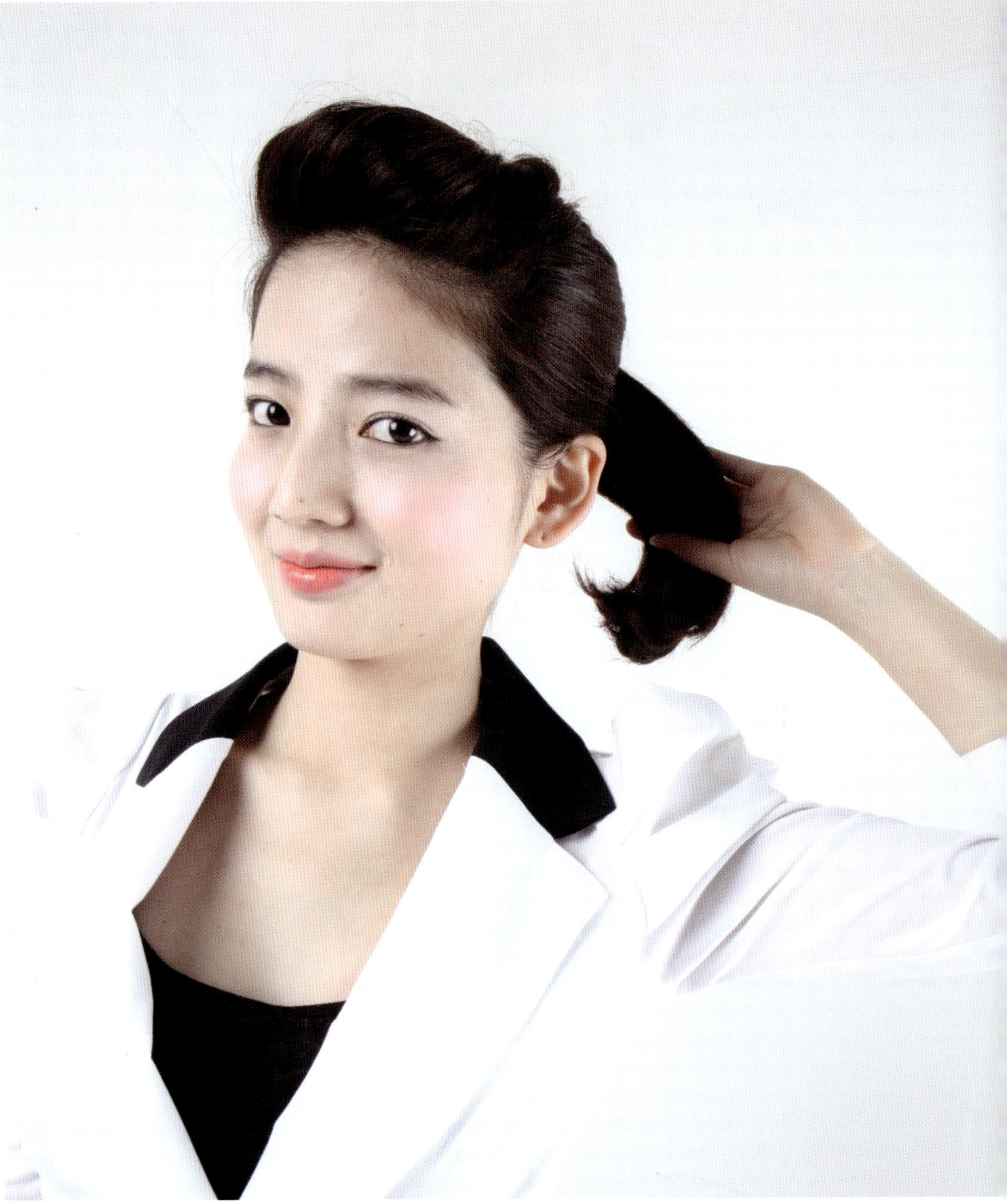

차홍의 Self Advice
부스스한 느낌이 싫을 땐 실핀으로 잔머리를 정리해 주세요.

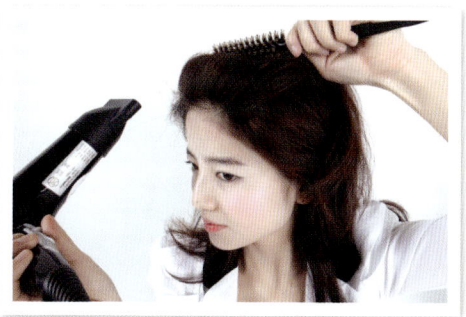

1 드라이어를 앞쪽에 두고 롤을 뒤쪽으로 빗질하며 앞머리 볼륨을 살려주세요.

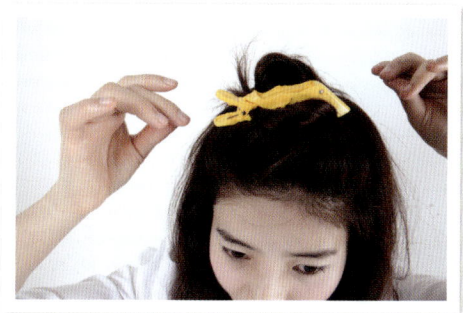

2 볼륨을 세울 앞머리 부분을 핀셋으로 고정해 주세요.

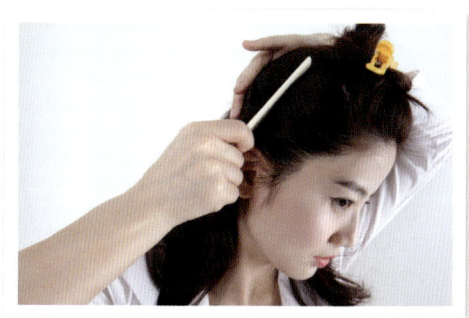

3 나머지 부분은 꼬리빗을 이용하여 단정하게 머릿결을 정돈해 주세요. 검은 고무줄을 이용하여 이어라인을 따라 머리카락을 뒤로 단단하게 고정합니다.

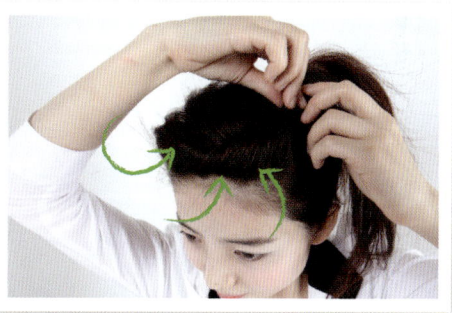

4 핀셋을 풀고, 남겨 놓은 앞머리 부분을 위에서부터 헤어라인을 따라 돌려가며 꼬아요. 꼰 앞머리를 뒤로 말아 볼륨을 살리고 핀으로 고정합니다.

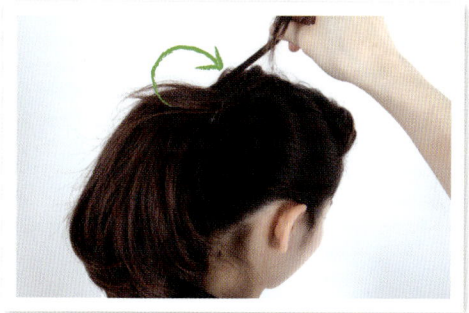

5 뒷머리 소량을 이용하여 검은 고무줄 부분을 감아주세요.

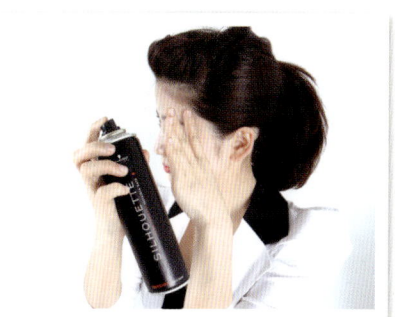

6 잔머리를 고정하기 위해 스프레이를 뿌려주세요.

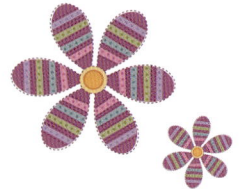

단아한 스타일링 ①

웨이브

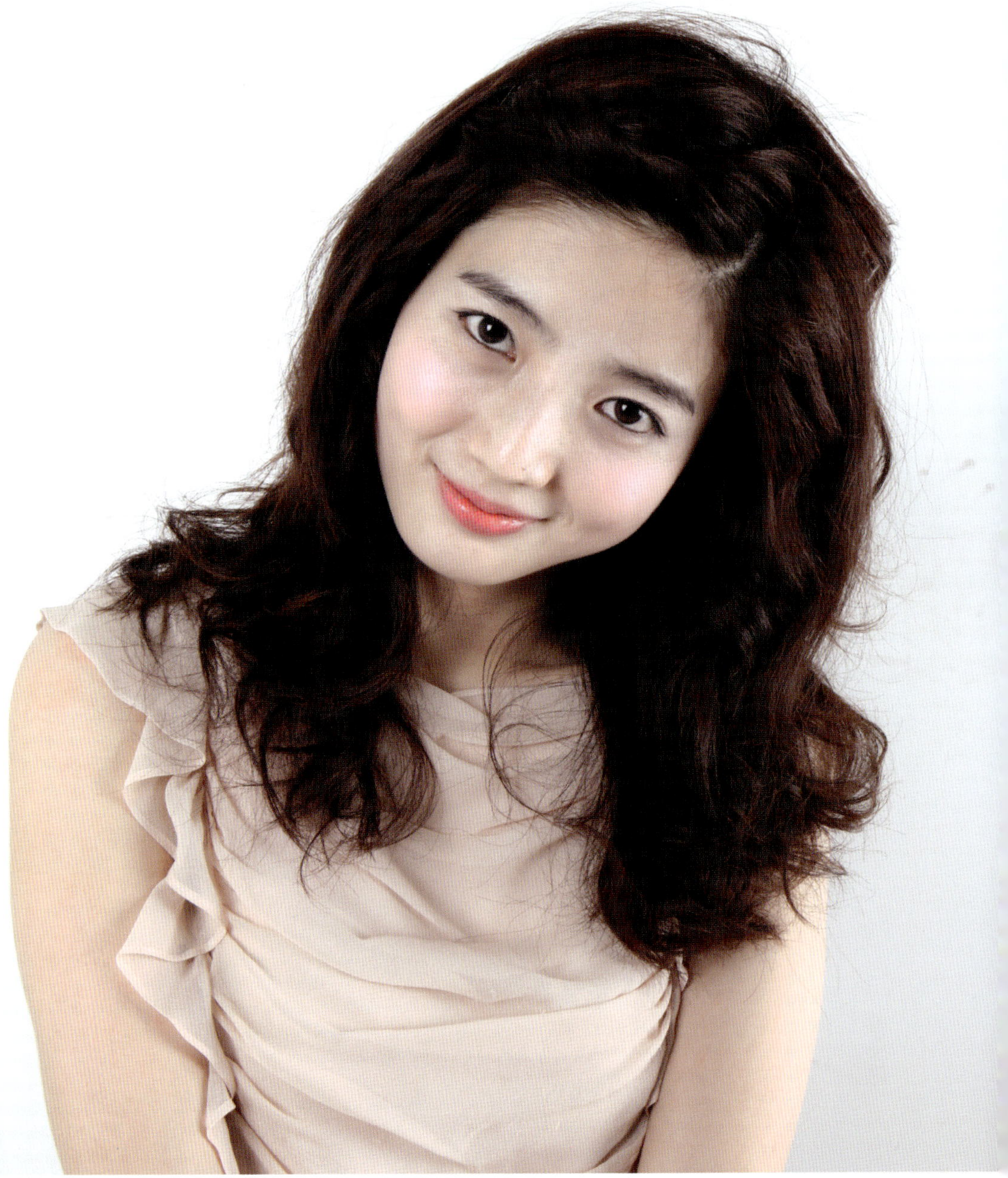

차홍의 Self Advice
앞머리와 옆머리를 꼼꼼히 꼬아주세요.

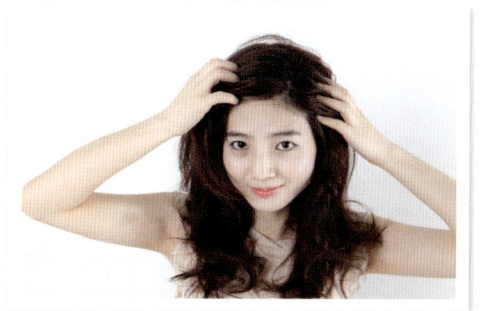

1 손 빗질로 옆가르마를 타주세요.

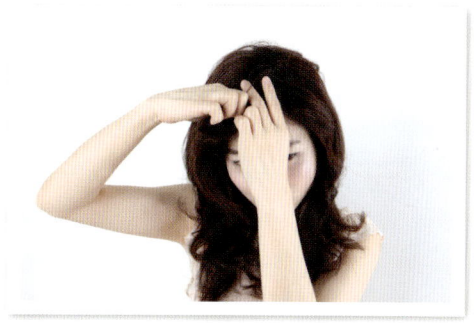

2 앞머리의 일부분을 뒷머리와 분리해 주세요.

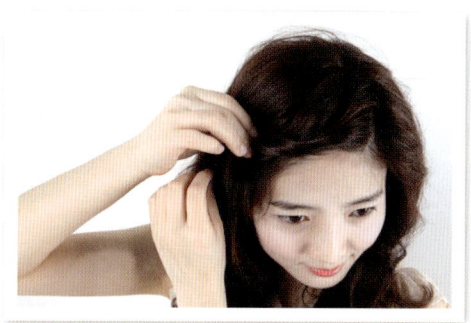

3 분리한 앞머리를 뒤로 접듯이 꼬아주세요.

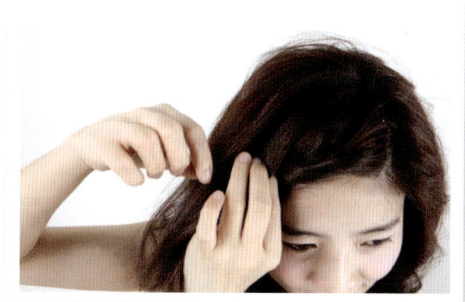

4 옆머리 부분도 꼼꼼히 꼬아주세요.

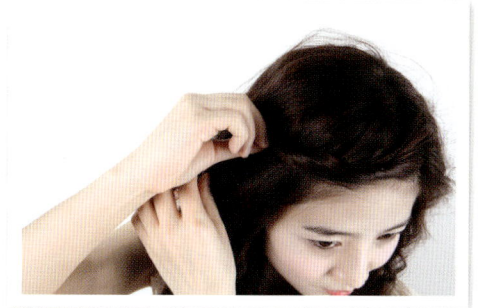

5 다 꼰 머리를 귀 위쪽 부분에 붙여주세요.

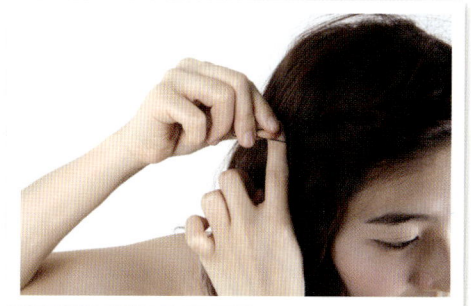

6 실핀으로 고정하면 완성이에요.

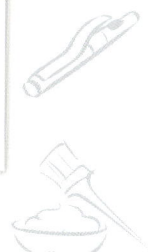

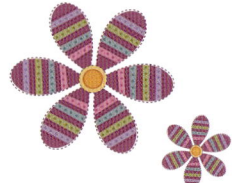

옆으로 묶기

단아한 스타일링 ❷

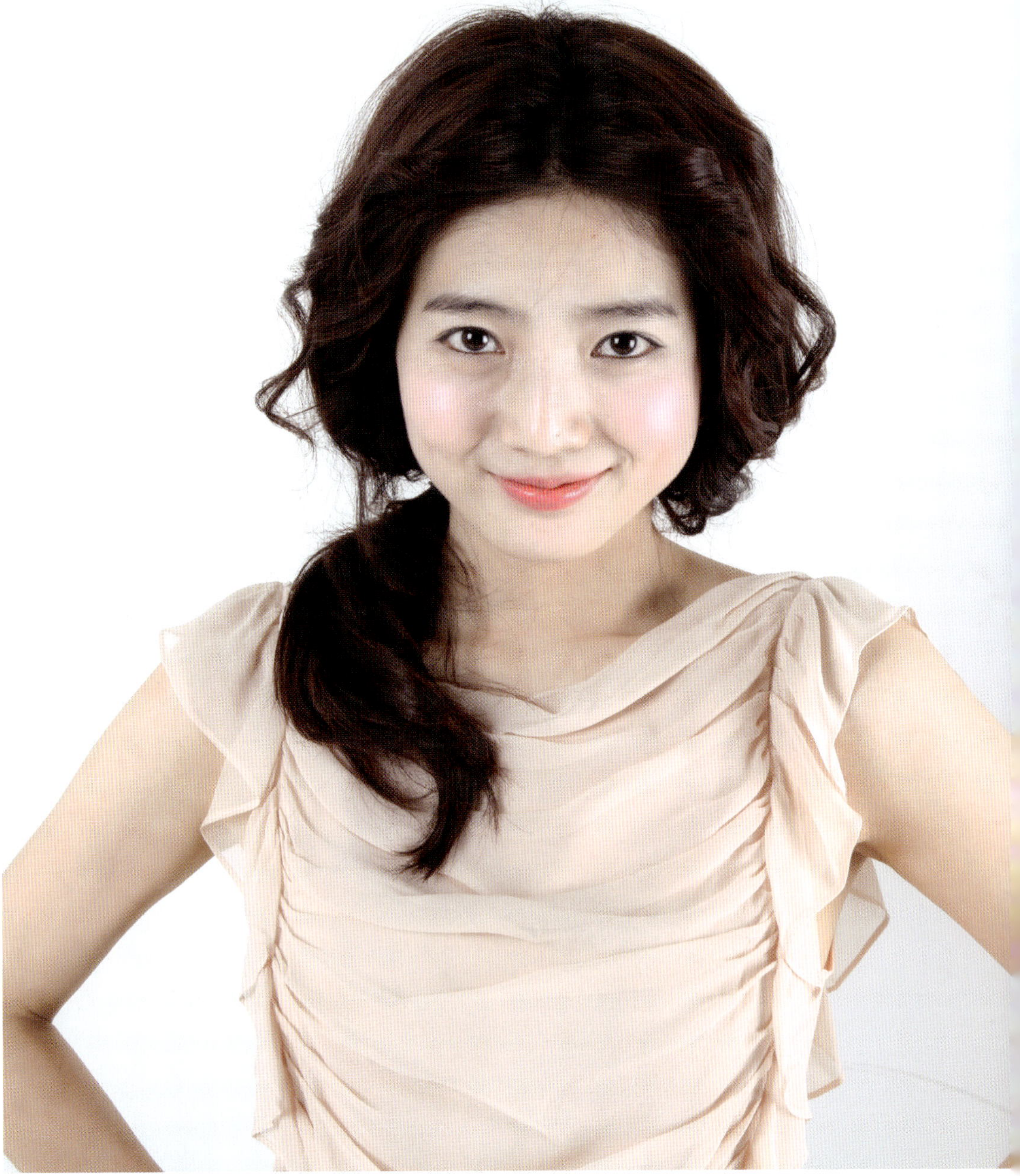

🔍 **차홍의 Self Advice**
매직기를 이용해 단아한 웨이브를 완성할 수 있어요.

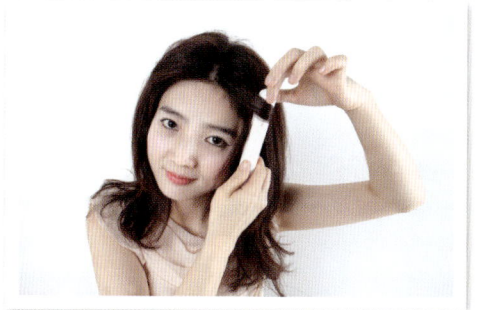

1 앞가르마를 타고, 미니 매직기를 이용하여 앞쪽 머리부터 웨이브를 주세요.

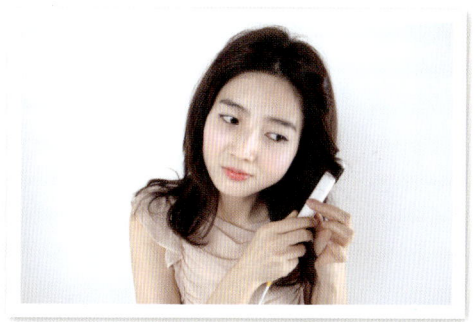

2 아래쪽도 꼼꼼히 웨이브를 말아주세요.

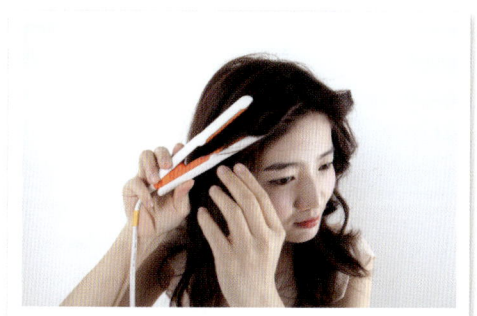

3 양쪽 앞머리는 바깥쪽으로 웨이브 질 수 있도록 머리카락을 매직기로 집은 뒤 바깥쪽으로 돌려주세요.

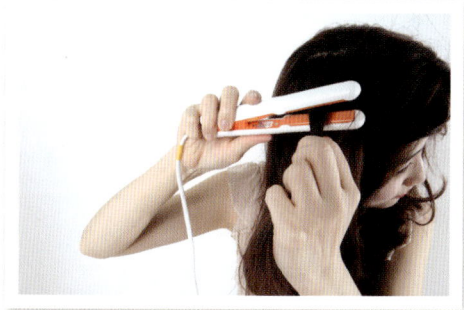

4 옆머리와 뒤쪽 머리도 매직기를 이용하여 기본 웨이브를 주세요.

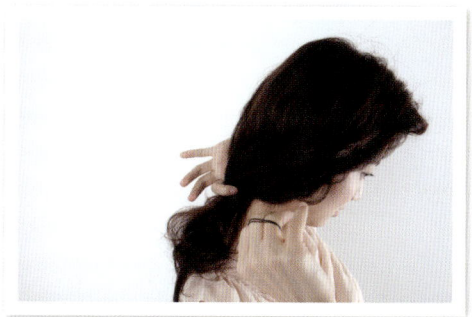

5 어느 정도 웨이브가 생겼으면, 고무줄을 이용하여 머리를 낮게 묶어주세요.

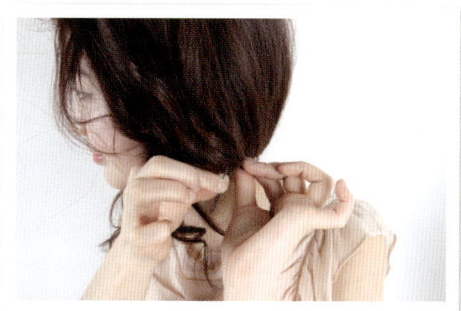

6 실핀을 이용하여 웨이브가 생긴 아래쪽 머리를 정리해서 고정합니다.

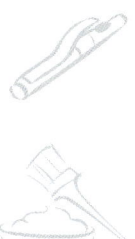

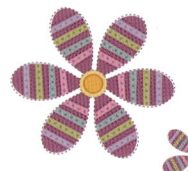

단아한 스타일링 ❸

반 묶기

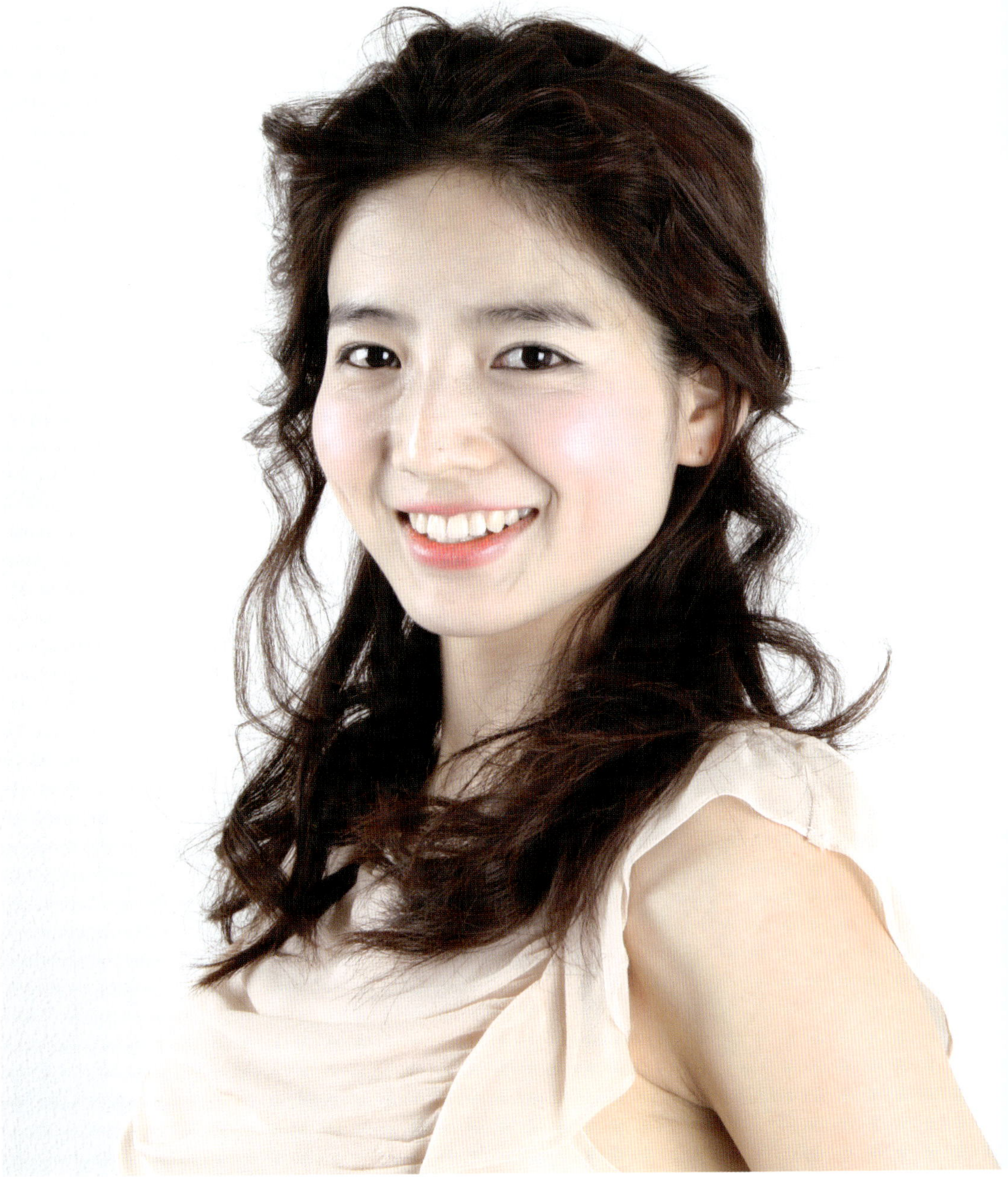

차홍의 Self Advice

원 모양으로 만들어진 머리를 실핀으로 고정할 때는 사진과 같이 위쪽과 오른쪽에 꼼꼼히 꽂아주세요!

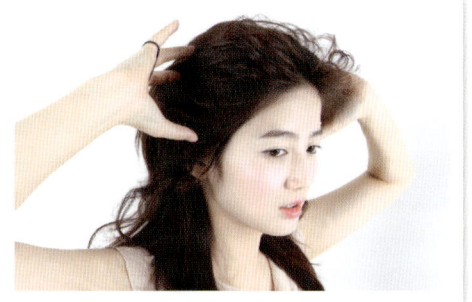

1 가르마를 타지 말고, 미니 매직기를 이용하여 머리 앞부분에 전체적으로 바깥 웨이브를 주세요. 머리카락의 반 정도를 양손 빗질로 모아줍니다.

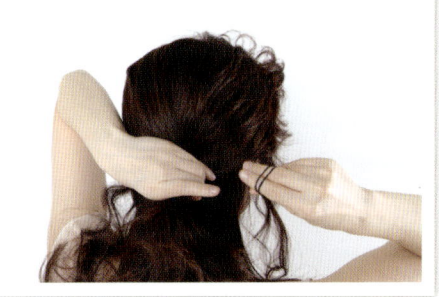

2 고무줄을 이용하여 머리를 묶어주세요.

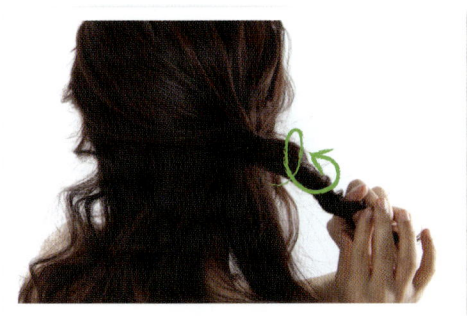

3 반 묶음 된 뒷머리를 손가락으로 꼬아주세요.

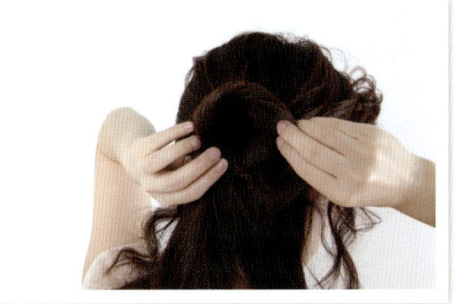

4 꼰 머리를 시계방향으로 동그랗게 원 모양을 만들어 말아주세요.

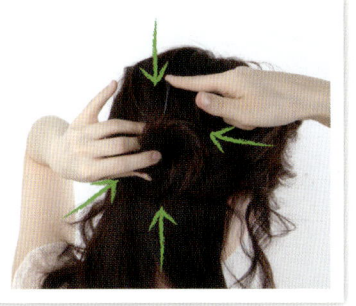

5 실핀을 이용하여 단단히 고정해 주세요.

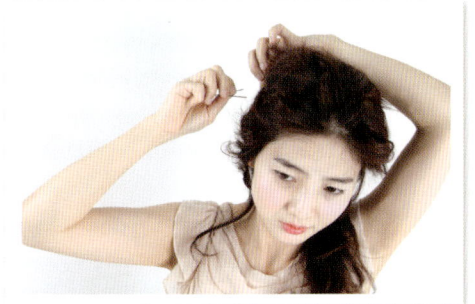

6 삐져나온 잔머리들을 실핀으로 깔끔하게 정리해 주면 완성이에요.

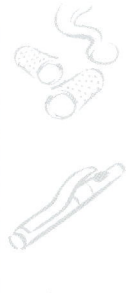

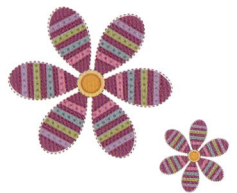

단아한 스타일링 ❹

양쪽 묶기

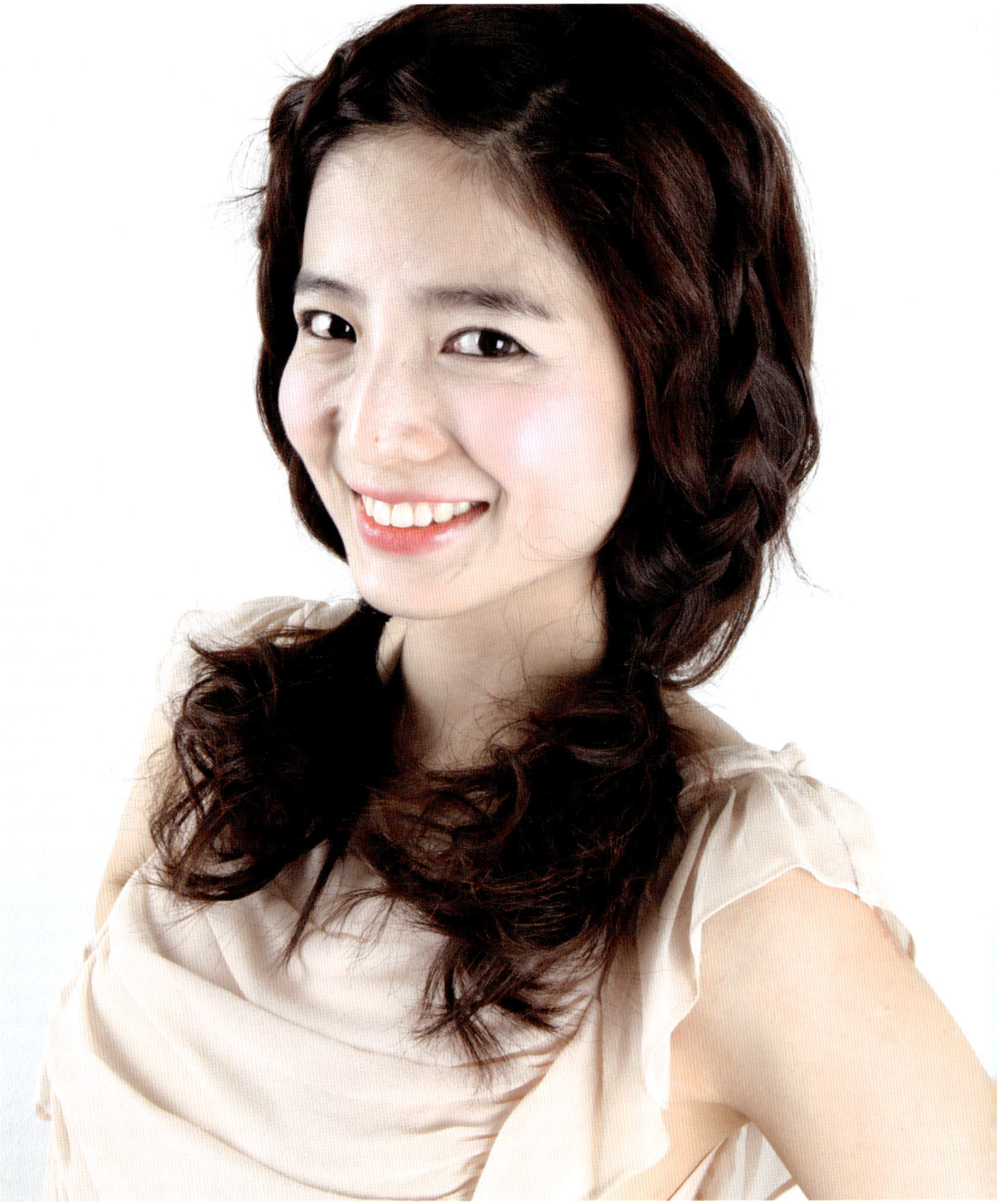

차홍의 Self Advice
자칫 지저분해 보일 수 있는 잔머리들은 스프레이로 깔끔하게 정돈해 주세요.

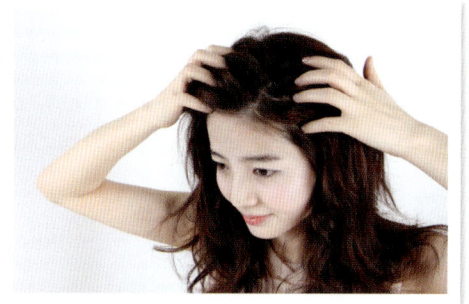

1 손가락을 이용하여 옆가르마를 타주세요.

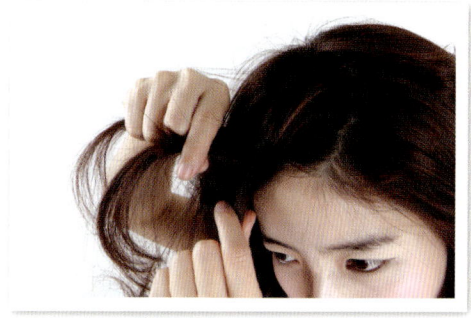

2 오른쪽 앞머리를 일부분 나눠서 아래로 땋아주세요.

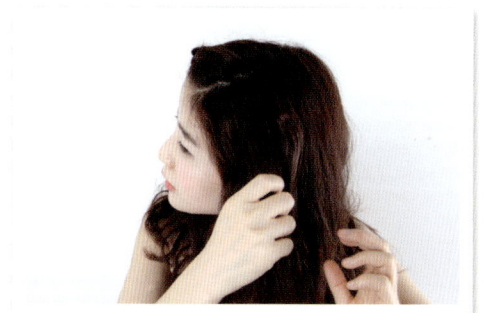

3 왼쪽도 같은 방법으로 땋아주세요.

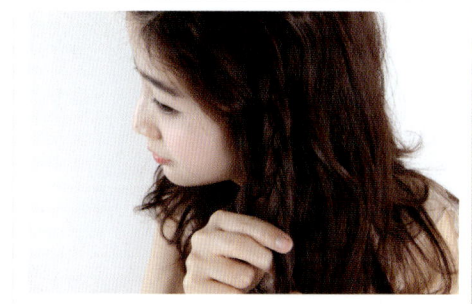

4 고무줄을 이용하여 양쪽의 땋은 머리들을 묶어주세요.

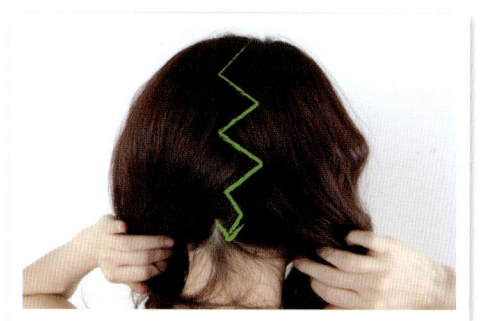

5 손빗을 이용하여 뒷머리를 지그재그 반으로 갈라주세요.

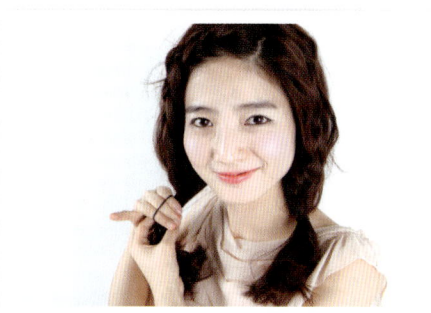

6 고무줄을 이용하여 머리의 아랫부분을 양쪽으로 묶어 주면 완성이에요.

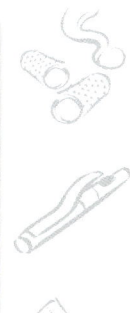

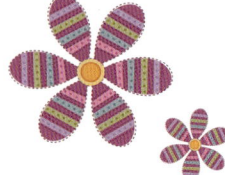

섹시한 스타일링 ❶

흘러내리는 포니테일

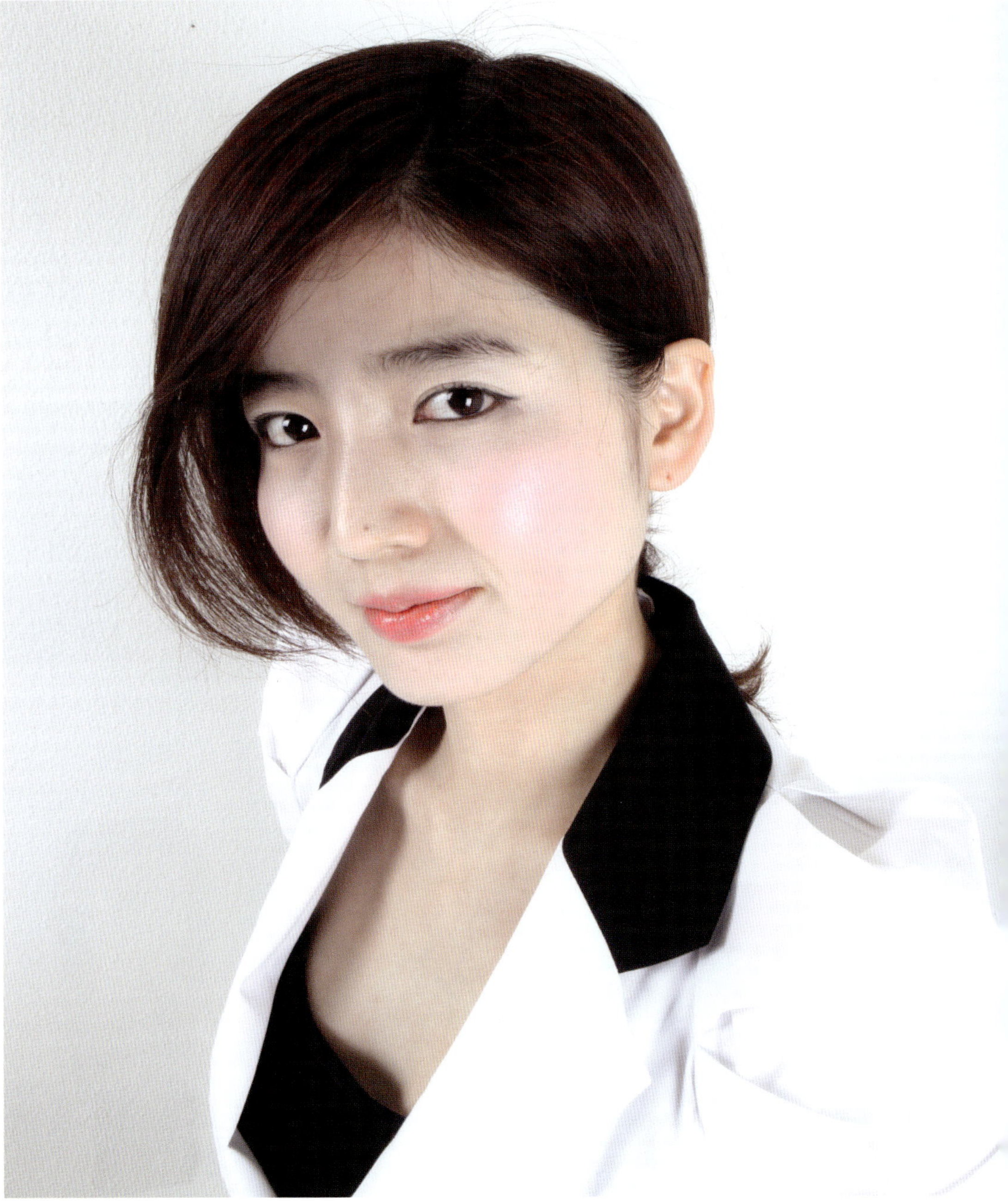

차홍의 Self Advice
앞머리를 어떻게 연출하느냐에 따라 다양한 느낌이 나올 수 있어요.

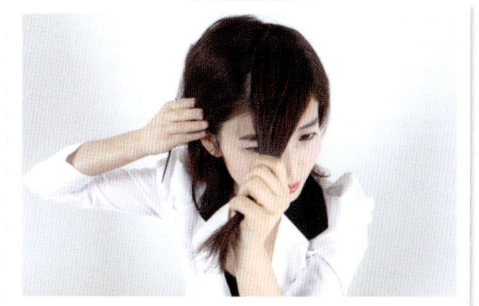

1 정수리 부분부터 앞머리를 사선으로 남겨주세요.

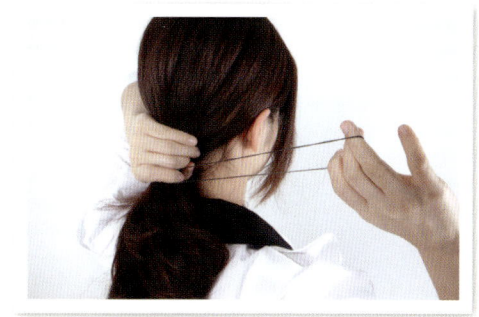

2 흘러내리는 앞 라인 머리를 뺀 나머지 머리를 낮게 묶어주세요.

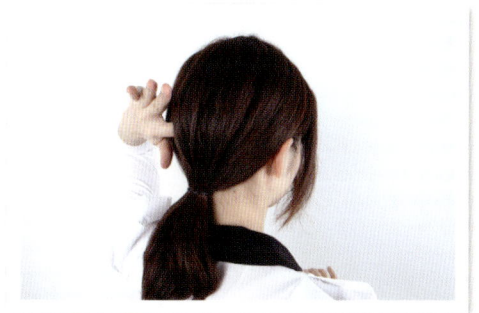

3 두상이 동그랗게 보일 수 있도록 볼륨감을 더하기 위해 뒷머리를 손가락으로 조금씩 빼내어 주세요.

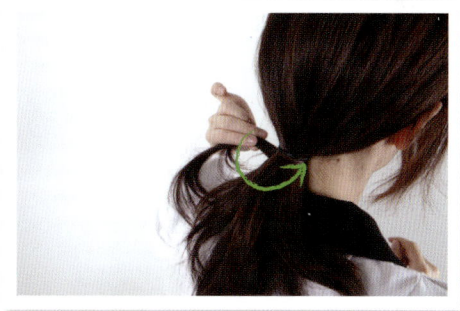

4 고무줄이 보이지 않도록 묶은 머리 중 아래쪽의 일부를 빼내어 고무줄을 감싸주세요.

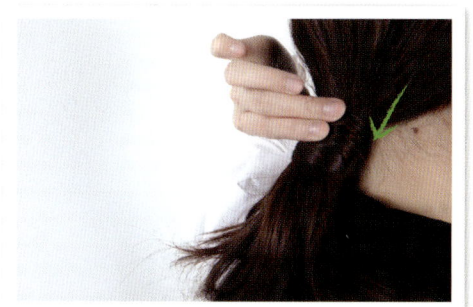

5 감싼 머리카락을 실핀으로 고정해 주세요.

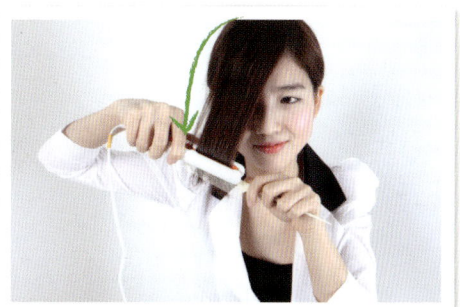

6 미니 매직기를 이용하여 앞머리 모양을 만들면 완성이에요.

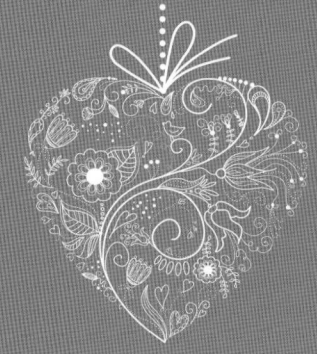

Chapter 3
헤어 소품으로 미용실에 간 듯한 느낌 살리기

소품 활용 1. 헤어밴드 연출법 ❶ 얼굴형에 맞는 헤어밴드 ❷ 기본 밴드 |
소품 활용 2. 모자 연출법 ❶ 야구 모자 ❷ 페도라 | 소품 활용 3. 핀 연출법
❶ 헤어핀 | 소품 활용 4. 스카프 연출법 ❶ 망사 스카프 1 ❷ 망사 스카프 2
❸ 컬러스카프 1 ❹ 컬러스카프 2 ❺ 보헤미안 스카프

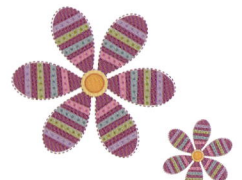

얼굴형에 맞는
헤어밴드

헤어밴드
연출법
❶

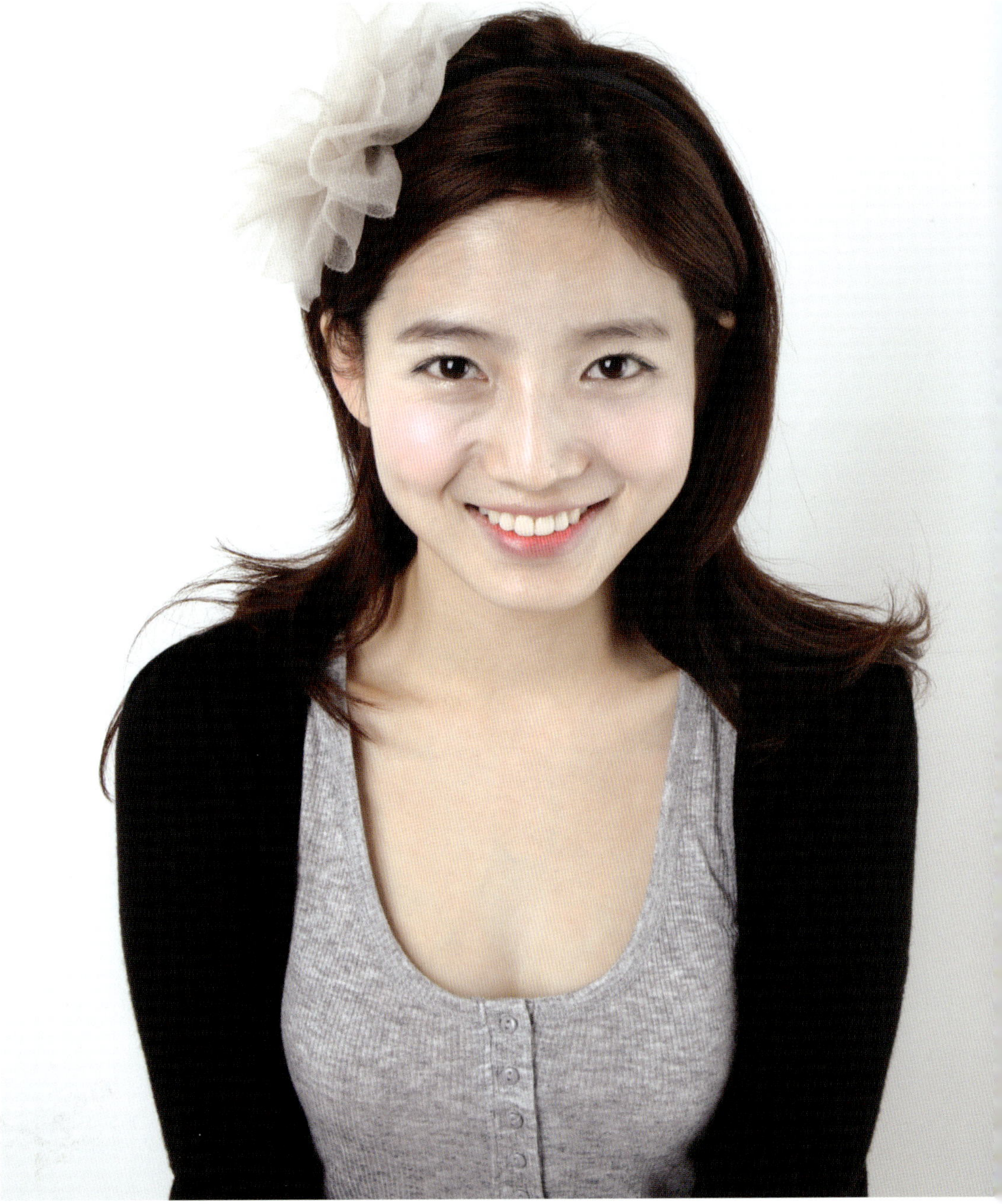

차홍의 Self Advice
집에서 흔히 볼 수 있는 헤어밴드로도 다양한 스타일이 완성된답니다. 앞머리, 앞가르마, 올백 스타일 등 예쁜 동안 헤어를 연출할 수 있어요!

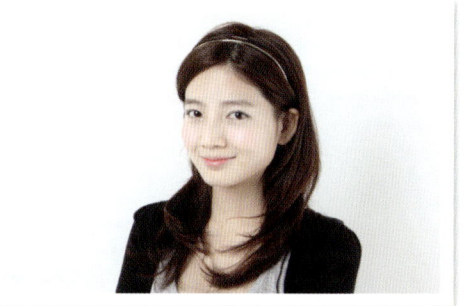

1. 옆가르마를 타서 헤어밴드를 하면 여성스러운 느낌이 강해져요.

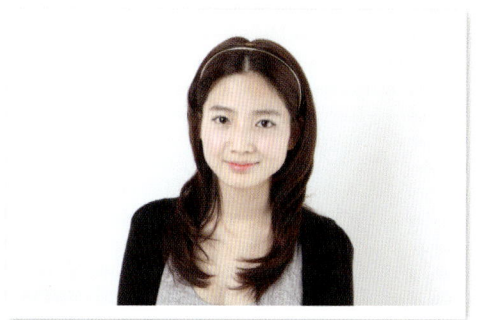

2. 앞가르마를 타서 헤어밴드를 하면 시크한 느낌을 줍니다.

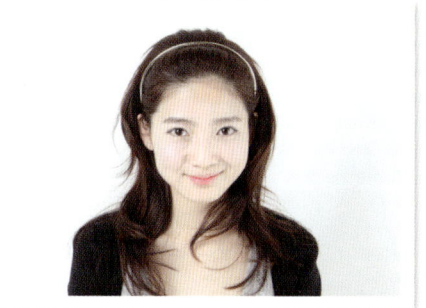

3. 올백으로 깔끔한 이미지를 연출해요. 하지만 이마가 넓거나 긴 얼굴은 피해야 합니다.

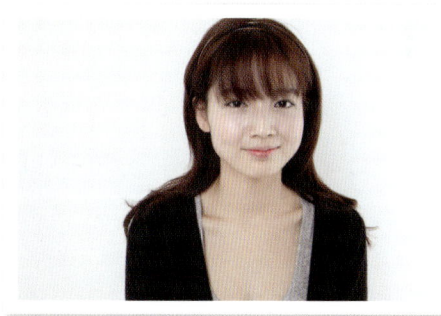

4. 앞머리로 귀여운 이미지를 연출해요. 밴드를 얇은 스타일로 하는 게 부담스럽지 않아요.

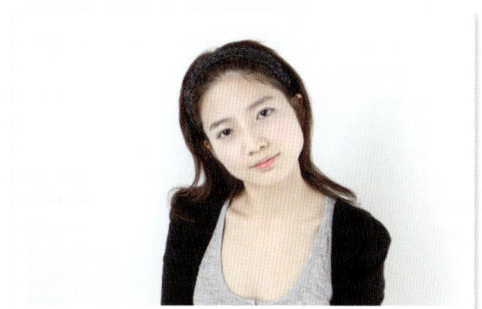

5. 두꺼운 머리띠로 시원한 느낌을 연출해요. 각진 얼굴의 경우, 얇은 헤어밴드를 하면 얼굴형을 보완할 수 있어요.

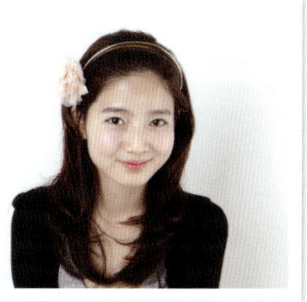

6. 화사한 날에는 기본 밴드에 코사지를 꽂으면 사랑스럽고 여성스러운 느낌이 극대화됩니다.

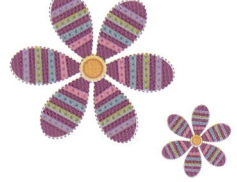

헤어밴드
연출법 ❷

기본 밴드

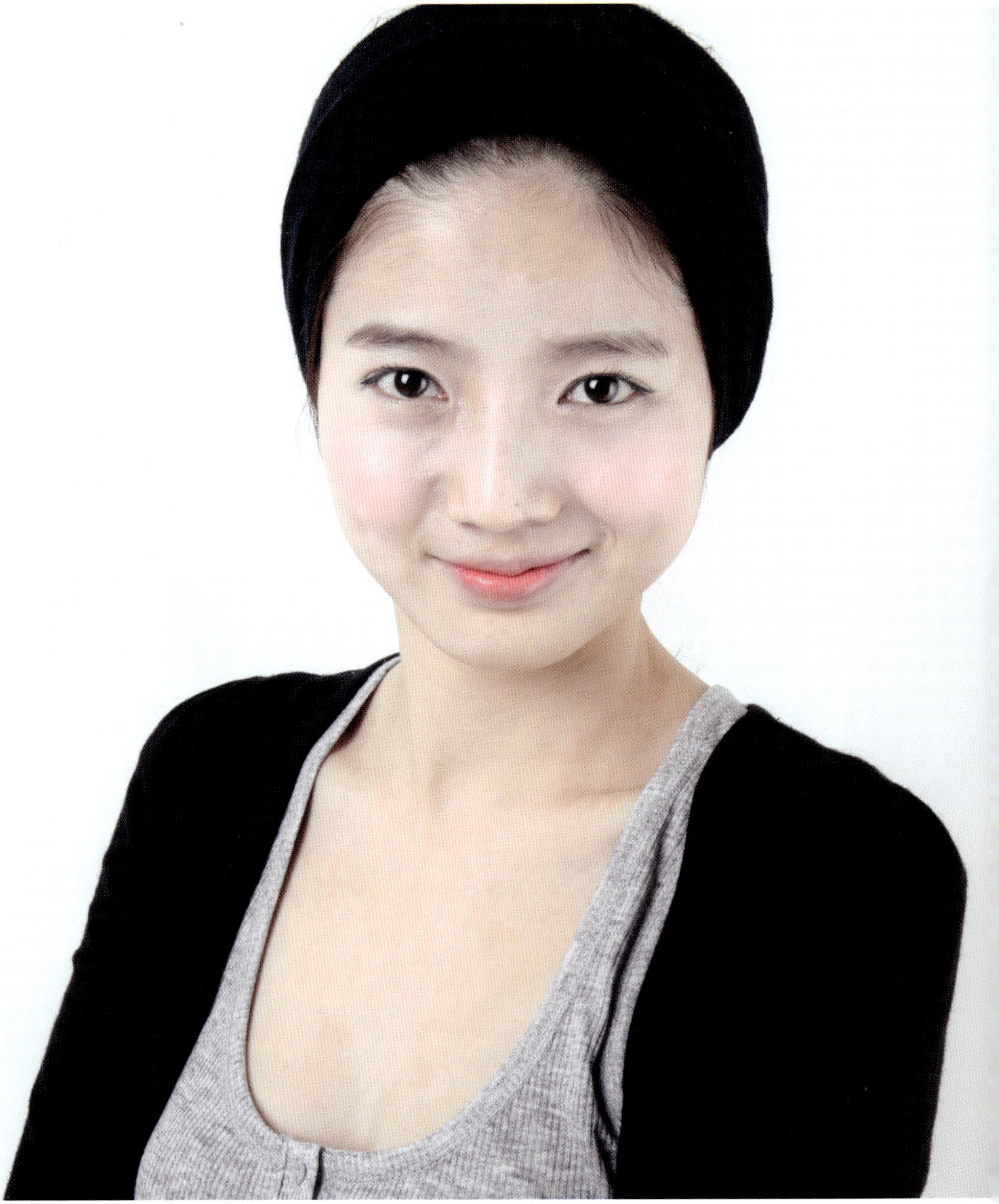

차홍의 Self Advice
집에서 세수할 때 사용하는 기본 밴드로도 다양한 이미지를 연출할 수 있답니다.

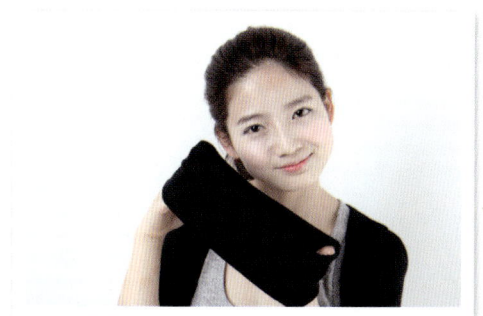

1 기본 헤어밴드를 준비해 주세요..

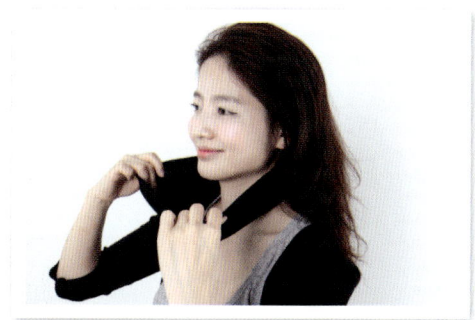

2 목에 끼워주세요.

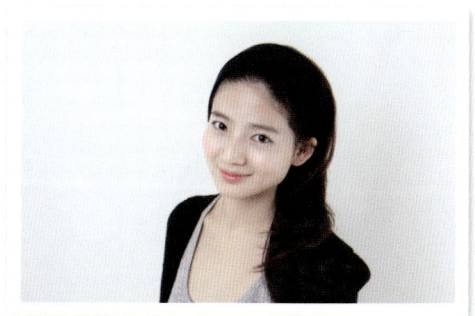

3 자연스럽게 올백을 하여 스타일을 잡아주세요. 그러면 시크한 느낌의 연출이 가능하답니다.

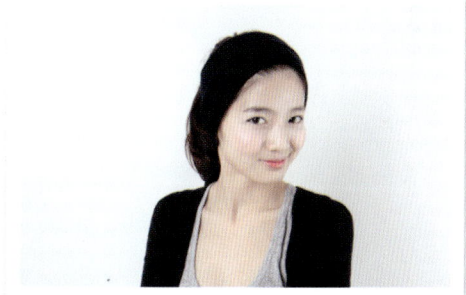

4 머리를 포니테일로 묶은 뒤 같은 방법으로 해보면 더 깔끔한 모습을 연출할 수 있어요.

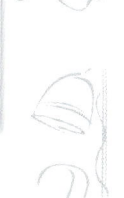
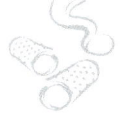
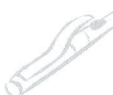

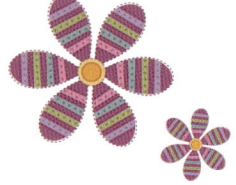

야구 모자

모자 연출법 ❶

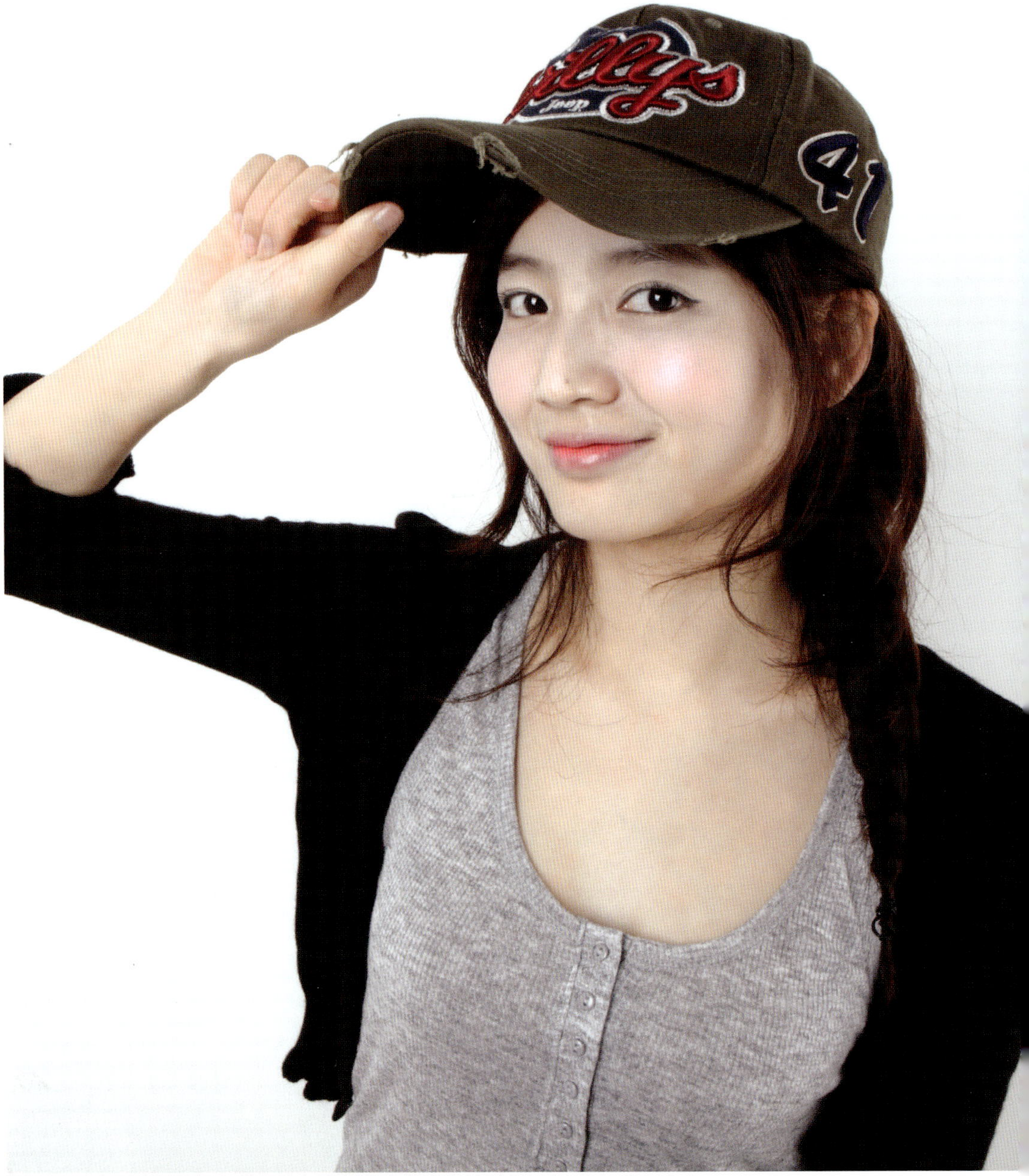

차홍의 Self Advice
헤어라인과 앞·뒤 방향에 따라 다양한 스타일링이 가능해요. 야구 모자도 이처럼 엣지 있는 연출이 가능하답니다.

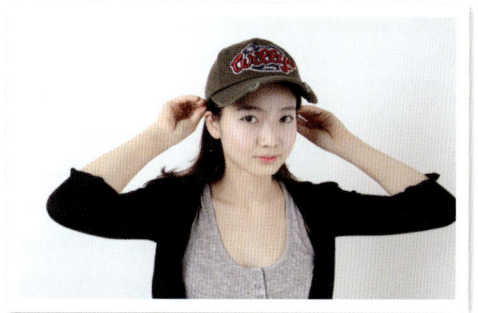

1 야구 모자를 쓰고 머리를 단정하게 귀 뒤로 넘기면 깔끔하게 연출할 수 있어요.

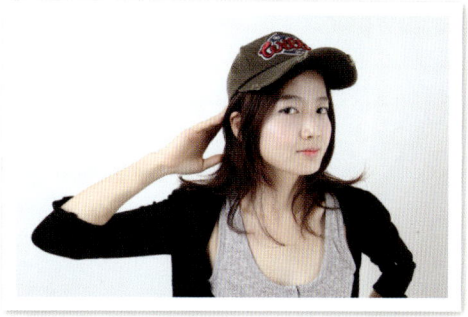

2 좀 더 자연스럽게 연출하고 싶다면, 헤어라인 잔머리들을 앞으로 내려주세요.

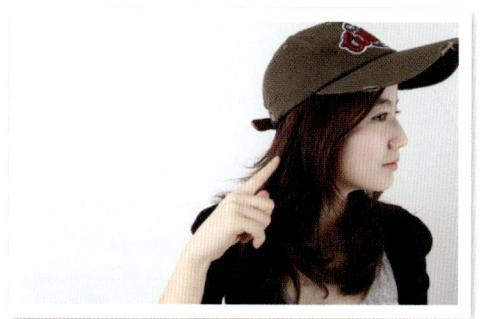

3 옆 라인을 살려서 앞으로 내려 귀를 가려주어도 좋아요..

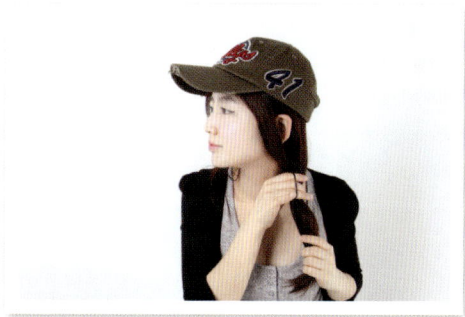

4 귀엽게 연출하고 싶다면 머리를 귀 뒤로 넘기지 말고, 한쪽으로 묶으면 귀여운 느낌을 줍니다.

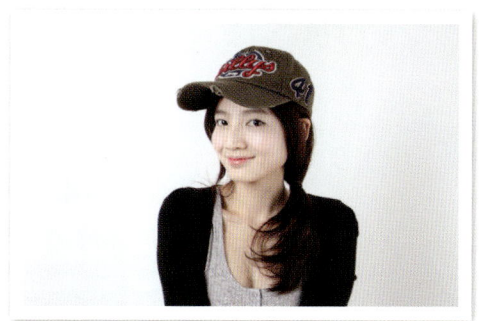

5 어려 보이는 스타일이 완성되었어요.

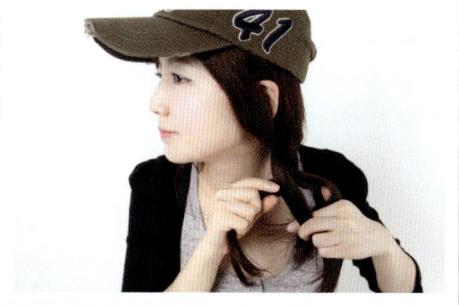

6 아래로 묶은 머리를 땋을 때에는 최대한 끝머리까지 꼼꼼히 땋아주고 잔머리를 살려야 세련되고 귀여운 느낌을 동시에 얻을 수 있어요.

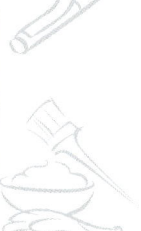

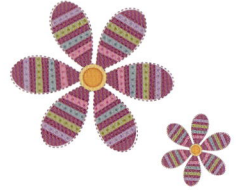

모자 연출법 ❷

페도라

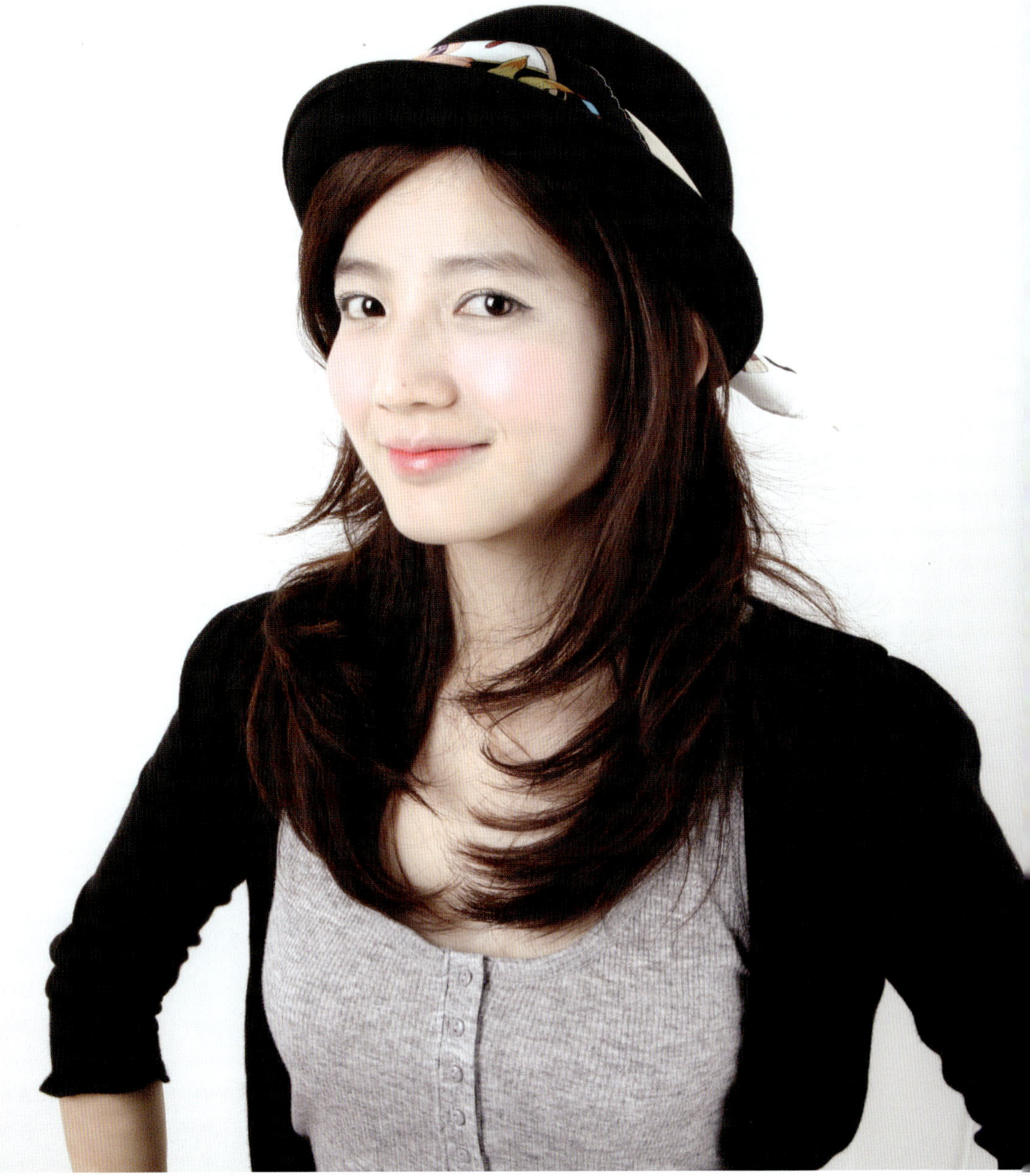

차홍의 Self Advice
검은색 기본 페도라로 색다른 이미지 연출을 해보아요.

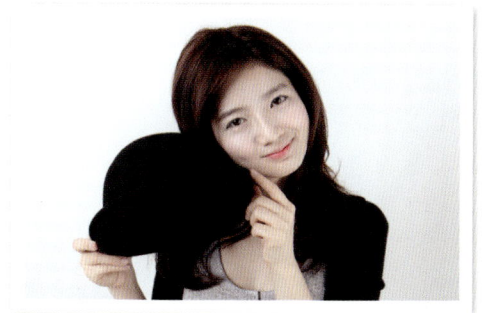

1 검은색 페도라를 준비해 주세요.

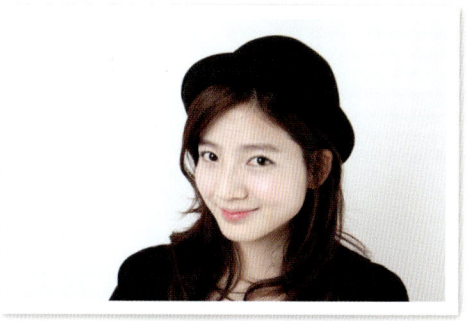

2 사진과 같이 페도라를 써서 기본 스타일링을 하면 깔끔한 스타일이 완성돼요.

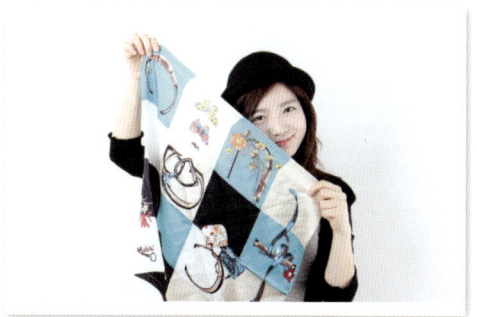

3 색다른 이미지를 원한다면 스카프를 함께 준비해 주세요.

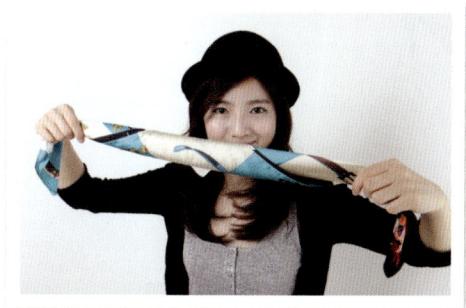

4 스카프를 삼각형으로 접어서 돌돌 말아주세요.

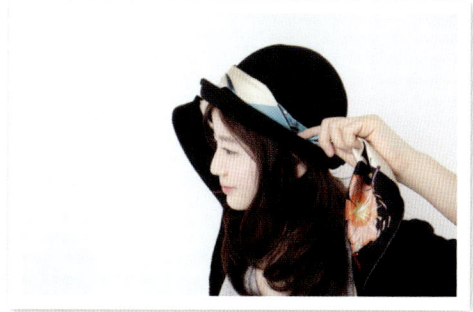

5 페도라의 챙 부분에 둘러주세요.

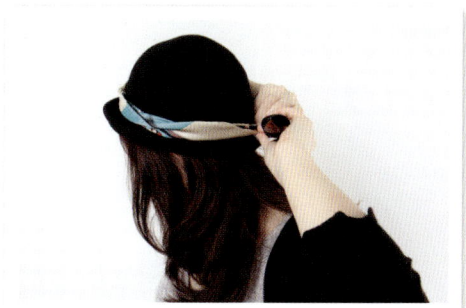

6 뒷부분을 묶어주면 색다른 느낌의 페도라 연출법 완성이에요.

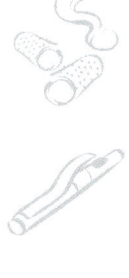

기본 모자를 활용하는 이미지 연출법

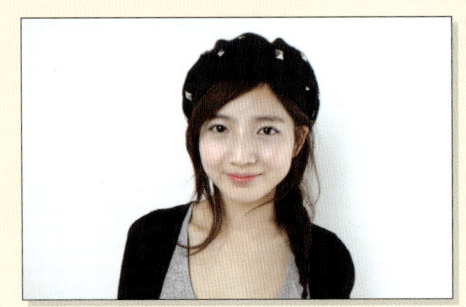
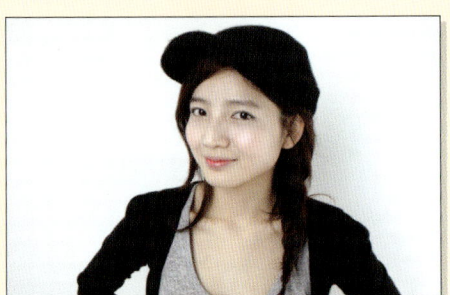
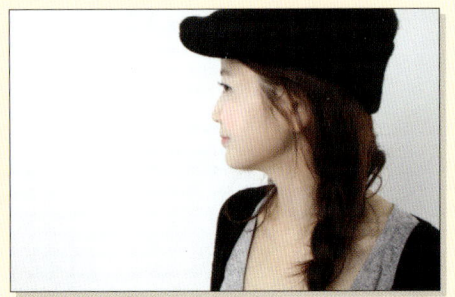
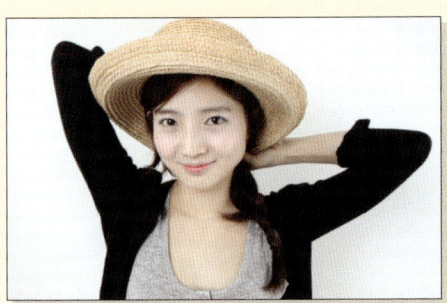

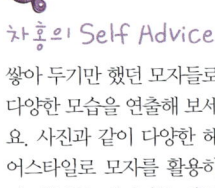
차홍의 Self Advice

쌓아 두기만 했던 모자들로 다양한 모습을 연출해 보세요. 사진과 같이 다양한 헤어스타일로 모자를 활용하면, 색다른 이미지를 탄생시킬 수 있답니다.

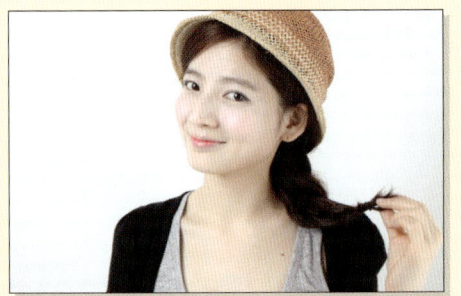

헤어핀 기본 연출법

*Before

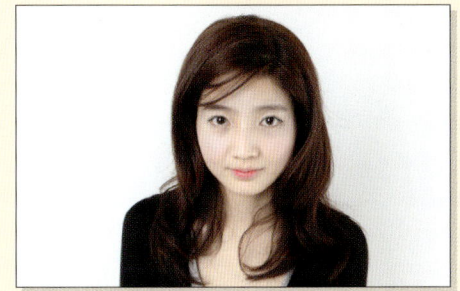
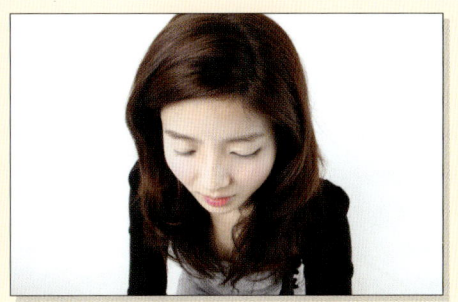

*After

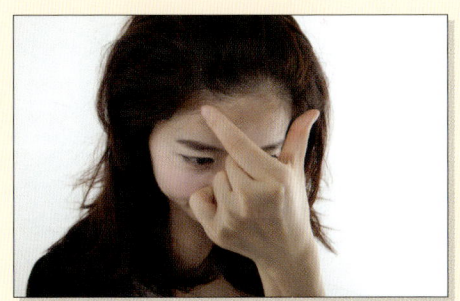
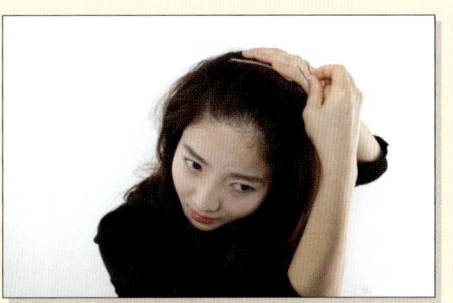

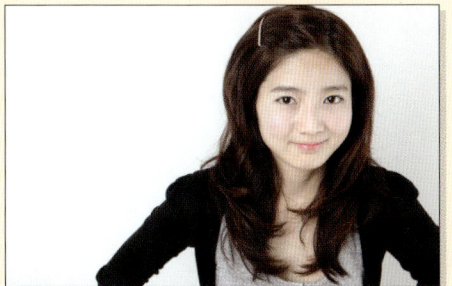

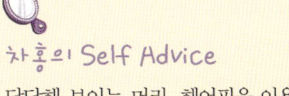

차홍의 Self Advice

답답해 보이는 머리, 헤어핀을 이용해 보세요. 꽂는 위치에 따라 미묘하게 다른 느낌을 줍니다.
짧은 얼굴의 경우 올백으로 얼굴형을 보완하고, 귀여운 인상은 살짝 옆가르마로, 이마가 넓거나 강한 인상이 싫다면 모발 결을 밑으로 해서 부드러운 느낌을 주세요.

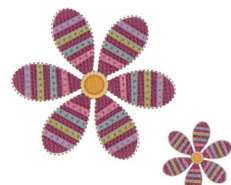

헤어핀

핀 연출법 ❶

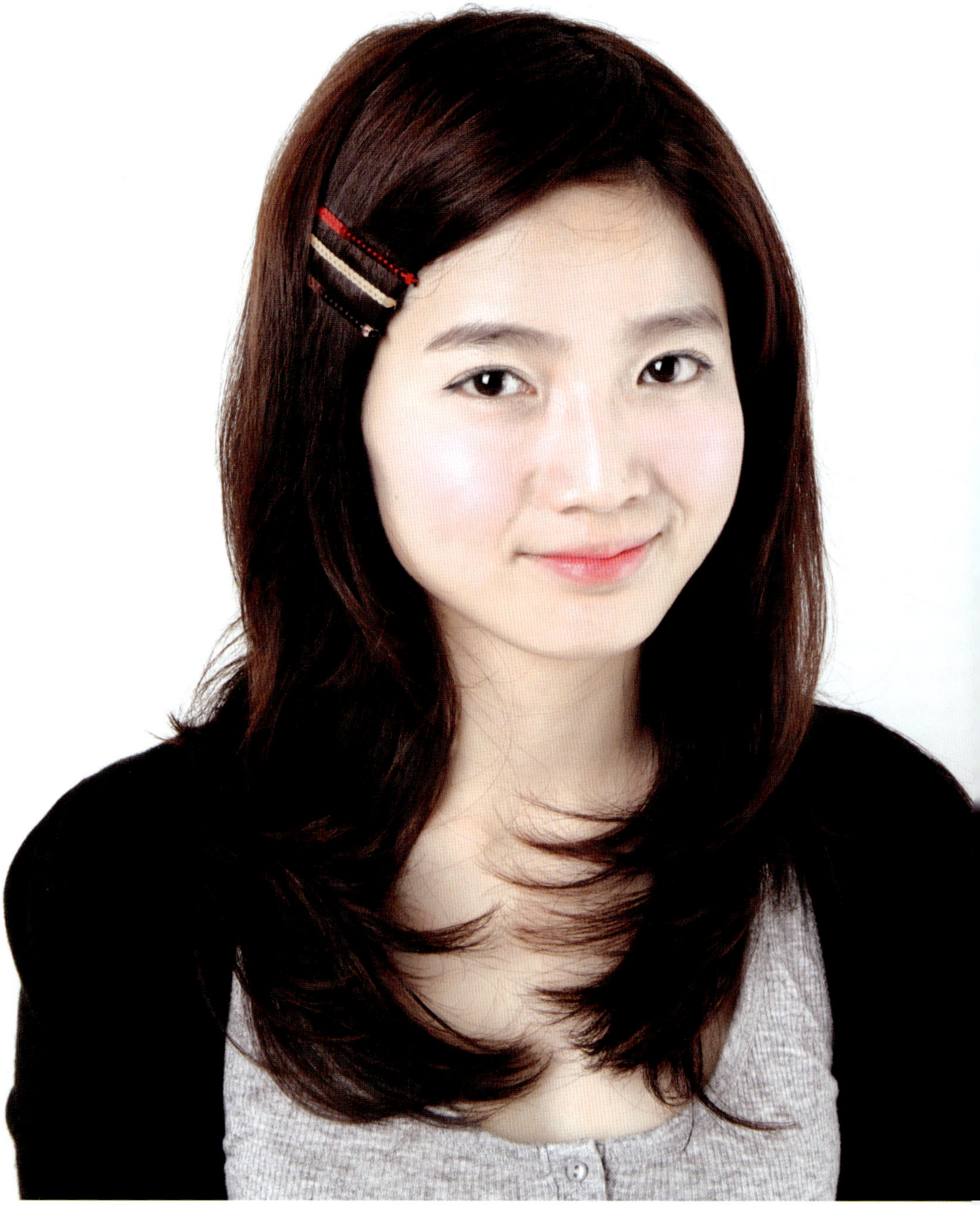

차홍의 Self Advice

여성스럽고 부드러운 인상을 주는 스타일인데요. 2~3개의 기본 헤어핀을 꽂아 액세서리로 연출하면 더 밝고 세련된 느낌을 줍니다.

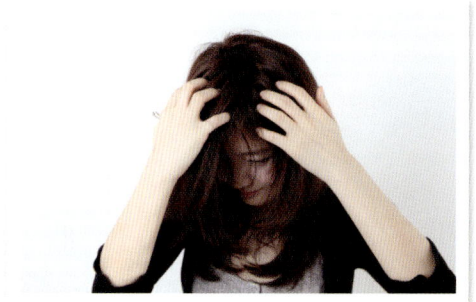

1 머리를 정수리 부분부터 앞으로 쏟아내려 빗어주세요.

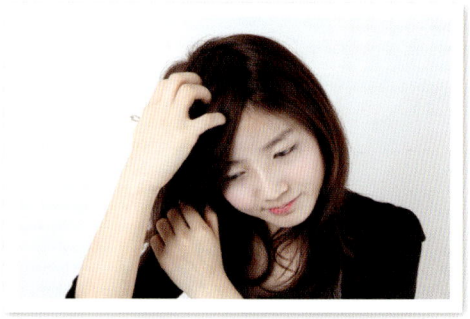

2 머릿결을 한쪽으로 정리하며 빗어주세요.

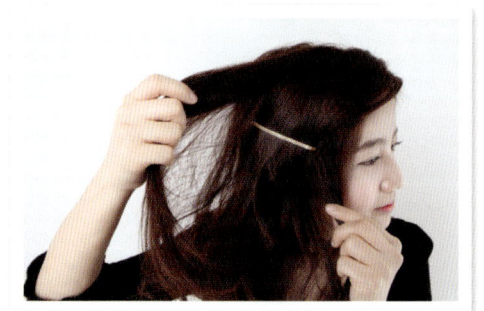

3 헤어핀으로 머리를 전부 고정하기보다는 앞에 떨어지는 잔머리는 두고, 뒷머리도 자연스럽게 핀이 반 정도 보이게 덮어주세요.

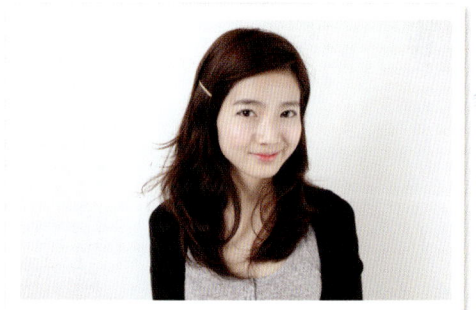

4 귀 뒤로 살짝 얹듯이 꽂아주세요.

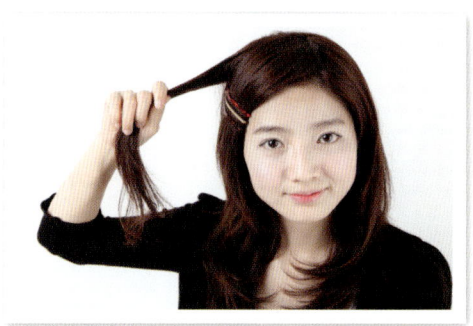

5 윗머리로 헤어핀을 조금 가려주세요.

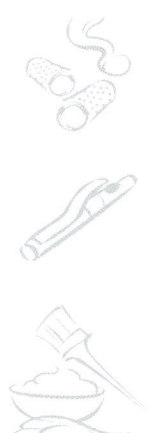

헤어코사지 활용

*Before

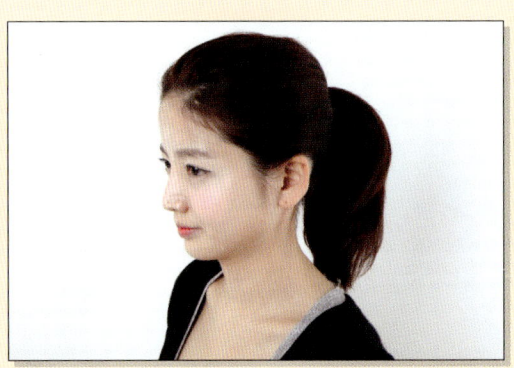

*After

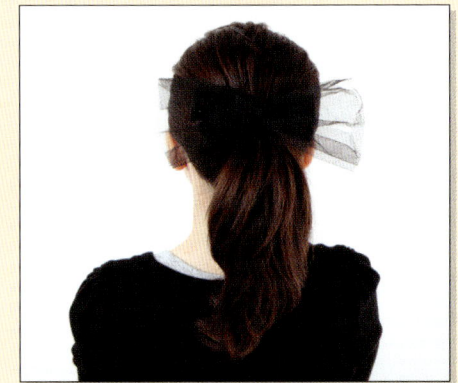
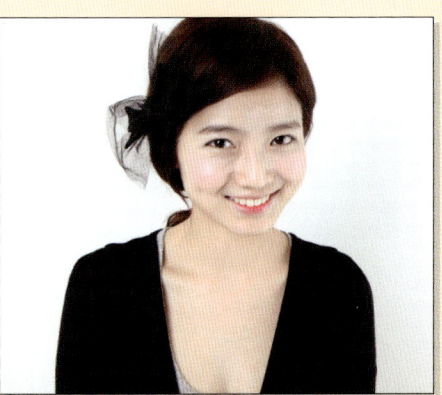

차홍의 Self Advice

밋밋한 묶음 머리에 헤어 코사지로 포인트를 주어요. 같은 코사지를 위치만 달리 해도 새로운 느낌으로 변신 가능합니다.

헤어슈슈 활용

*Before

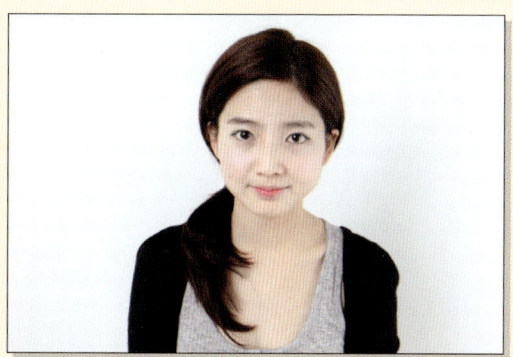

*After

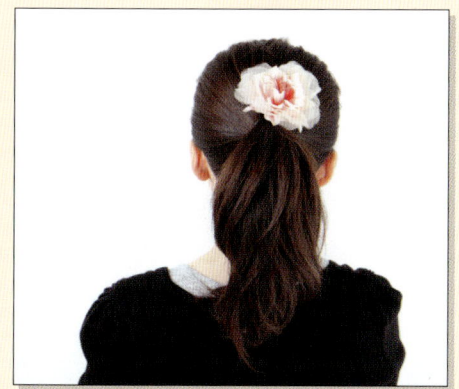
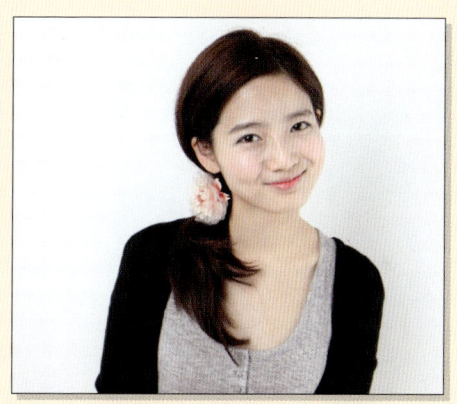

차홍의 Self Advice

핑크톤 헤어슈슈를 사용하면 여성스럽고 청순한 이미지를 연출할 수 있어요. 포니테일에는 산뜻하고 귀엽게 옆으로 묶어 연출하면 여성스럽고 여린 느낌으로 바뀝니다.

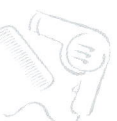
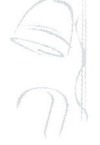
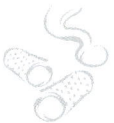
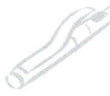
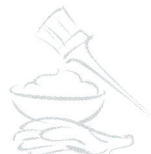

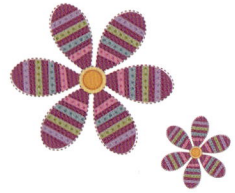

스카프 연출법 ❶

망사 스카프 1

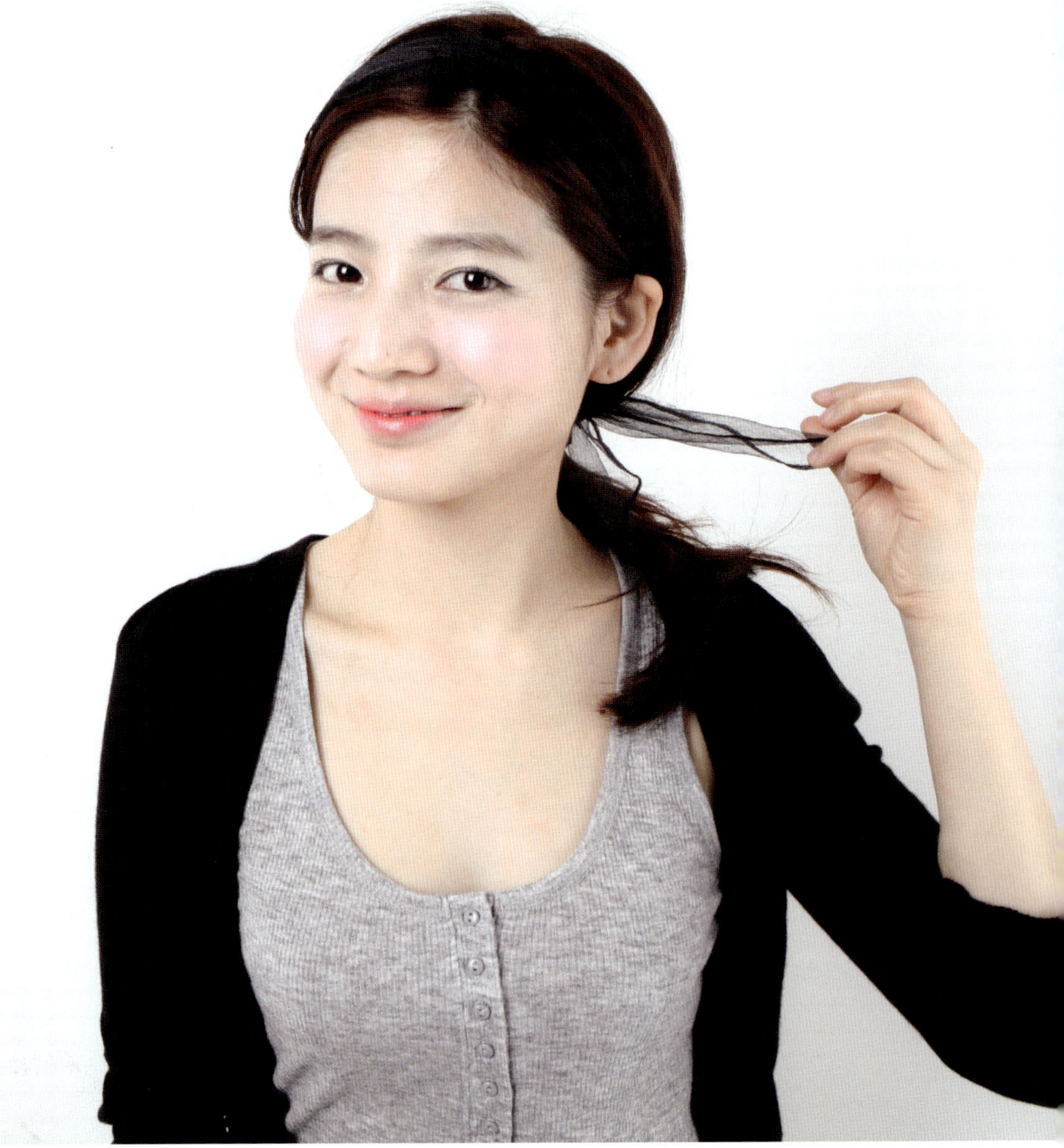

🔍 **차홍의 Self Advice**
묶는 방향에 따라 다양한 이미지를 연출할 수 있어요.

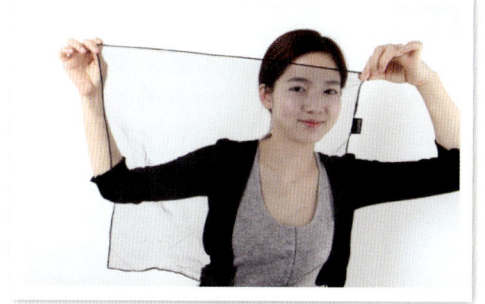

1 망사 스카프를 준비해 주세요.

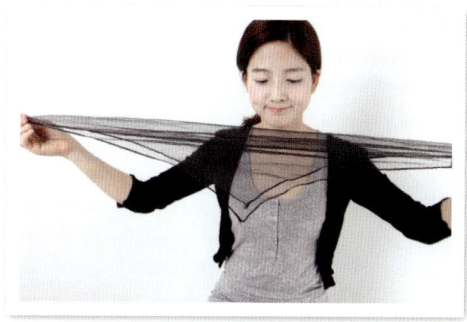

2 스카프를 삼각형 모양으로 반 접어주세요.

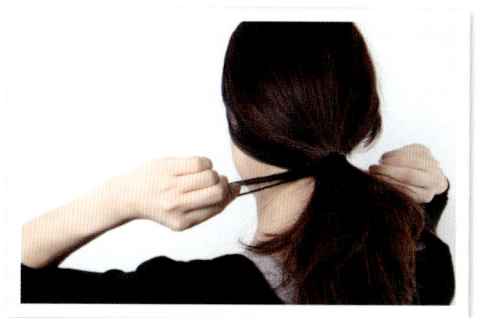

3 두껍게 두세 번 말아서 머리 앞쪽에 대고 뒤로 묶어주세요.

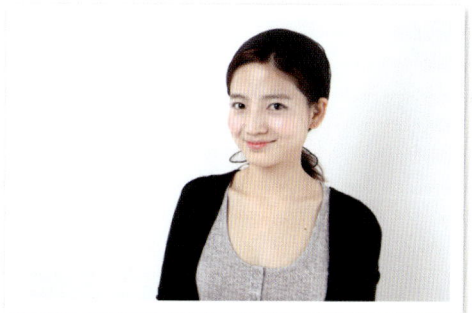

4 깔끔하고 시크한 이미지를 연출할 수 있어요.

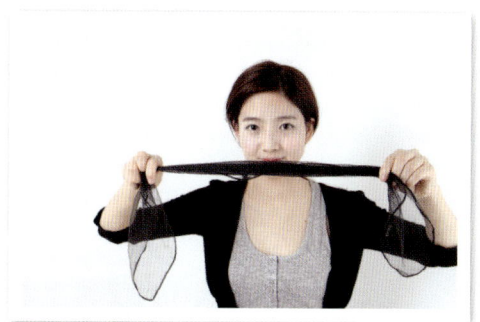

5 스카프를 좀 더 얇게 돌돌 말아주세요.

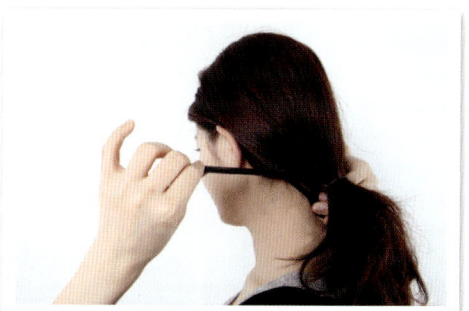

6 같은 방법으로 머리 앞쪽에 대고 뒤로 묶어주면, 메인 사진처럼 여성스런 느낌이 된답니다.

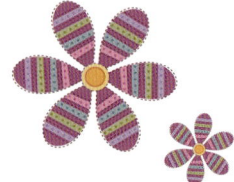

스카프 연출법 ❷

망사 스카프 2

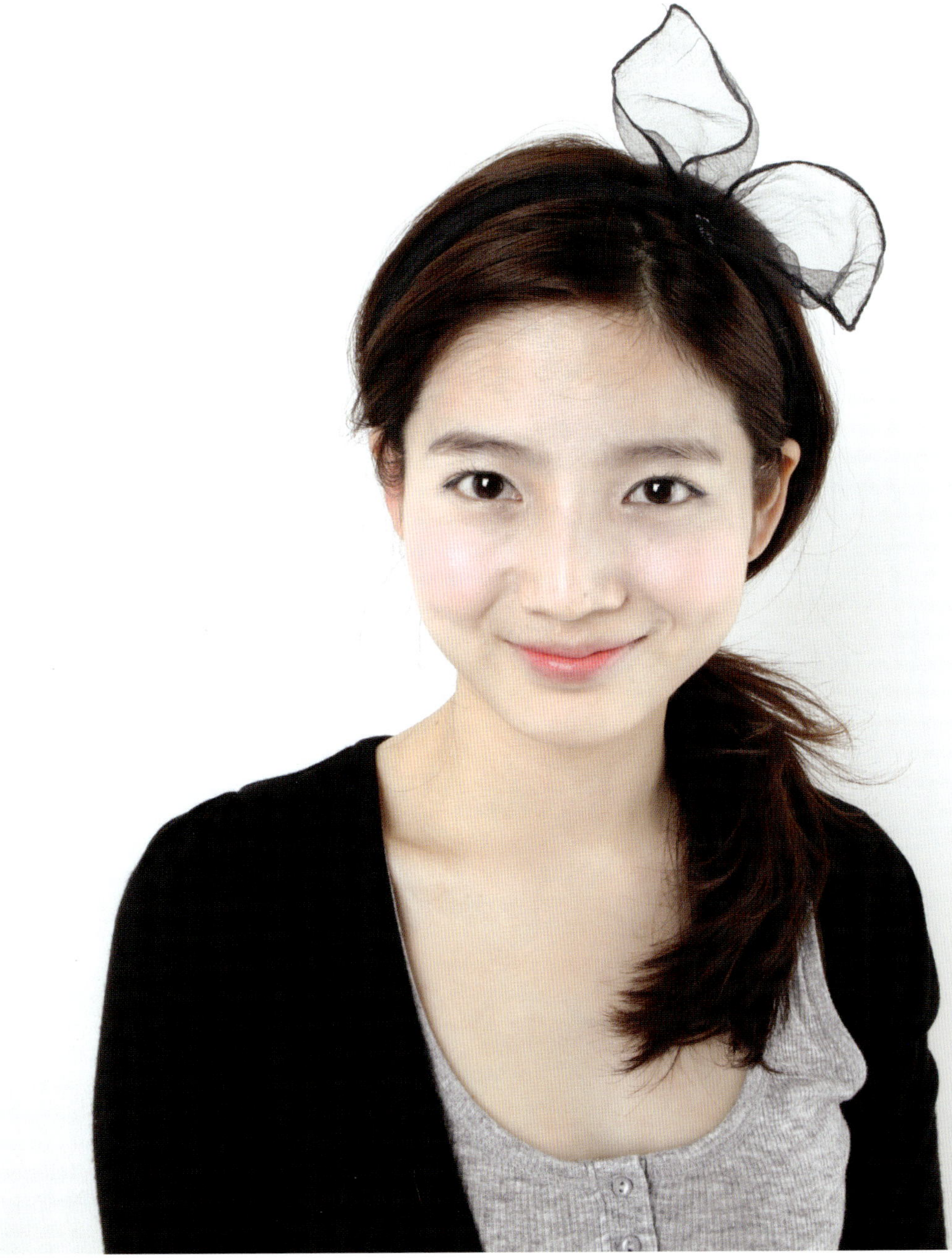

차홍의 Self Advice

검은색 망사 스카프 하나로도 쉽고 간단하게 다양한 모습을 연출할 수 있어요!

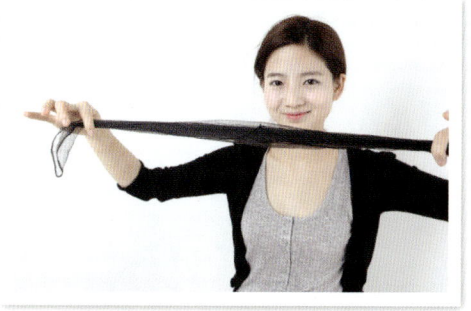

1 망사 스카프를 돌돌 얇게 말아주세요.

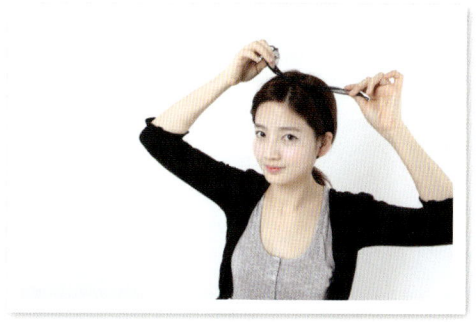

2 머리 뒤쪽에서 위쪽으로 스카프를 묶어주세요.

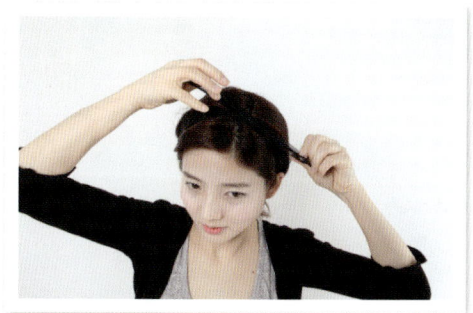

3 리본의 모양을 다듬어 주세요. 그러면 메인 사진처럼 귀엽고 어려 보이는 스타일이 완성됩니다.

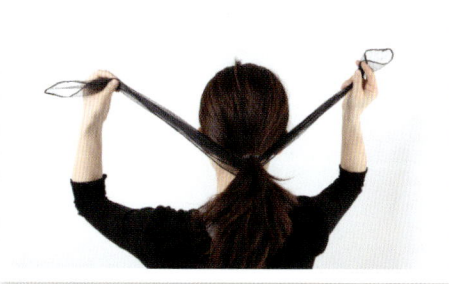

4 머리끈으로 아래 묶기를 한 뒤 스카프로 머리끈을 감싸주세요.

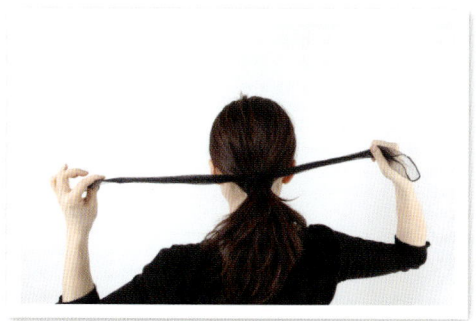

5 스카프를 묶어서 넓게 펴주세요.

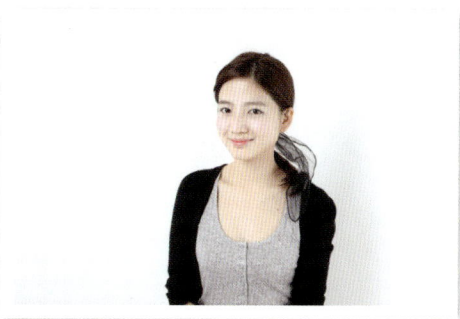

6 스카프와 머리가 잘 어우러질 수 있게 만져주면 완성이에요. 청순한 느낌으로 완성됩니다.

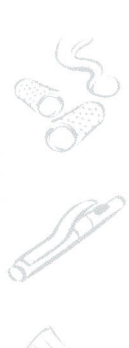

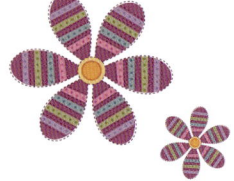

스카프
연출법
❸

컬러 스카프 1

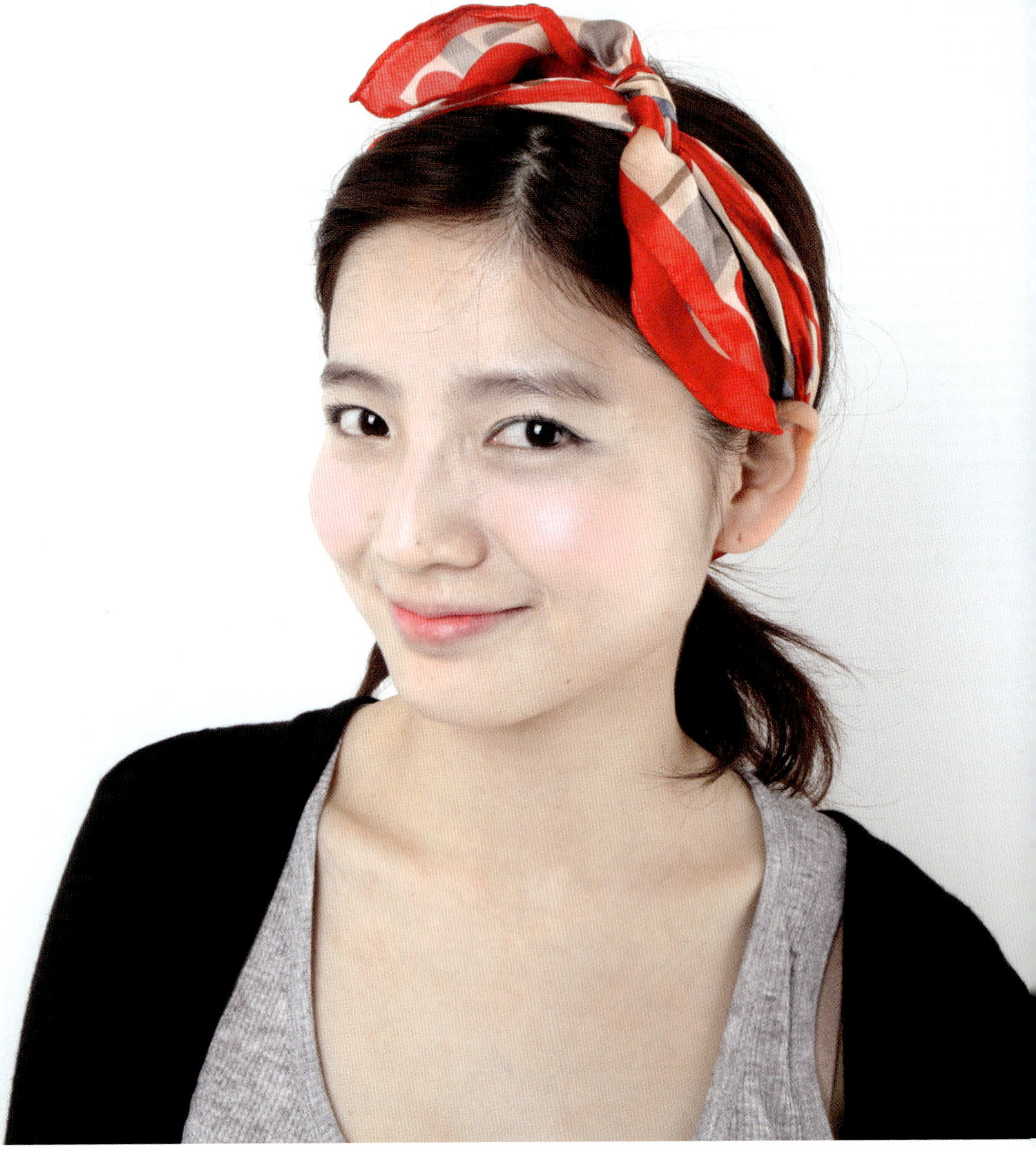

차홍의 Self Advice
여러 번 접고 묶으면 스카프 헤어밴드 완성입니다.

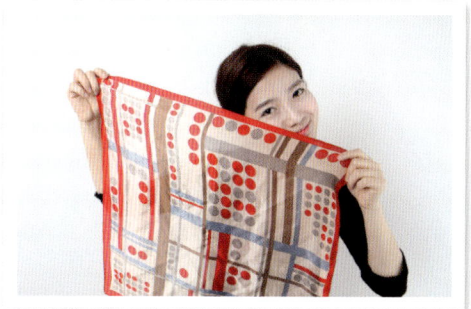

1 컬러 스카프를 준비해요.

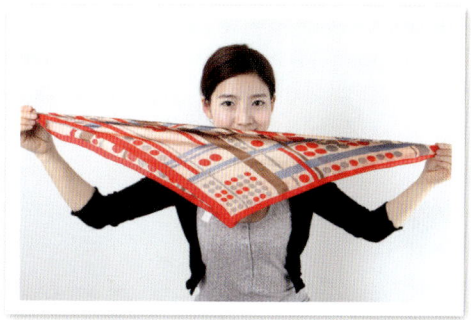

2 삼각형 모양으로 접어주세요.

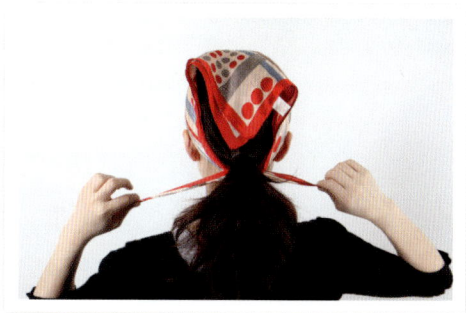

3 스카프를 머리에 둘러 뒤로 묶어주세요.

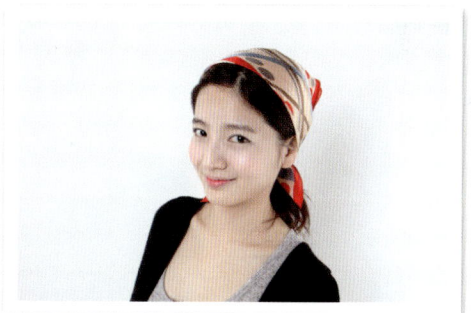

4 앞에 헤어라인 머리가 조금 보이도록 스카프를 두르면 복고 스타일로 연출할 수 있어요.

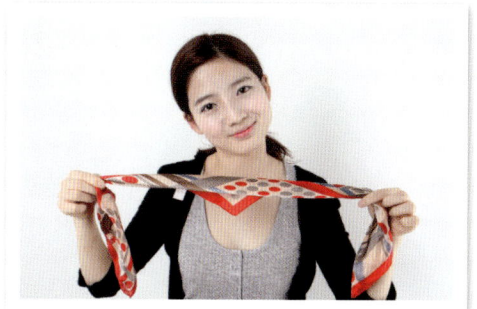

5 리본 헤어밴드로 연출하고 싶다면, 스카프를 헤어밴드 모양으로 여러 번 접어주세요.

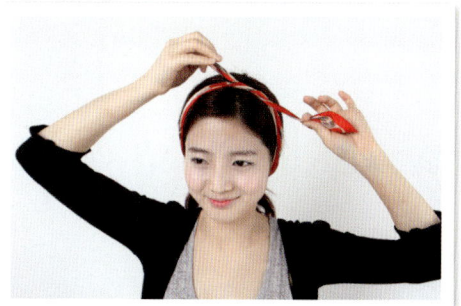

6 뒤에서 앞쪽 방향으로 스카프를 묶어주세요. 한쪽으로 묶어 매듭 부분을 리본으로 만들어 연출해 주세요. 그러면 화사하고 귀여운 느낌으로 연출됩니다.

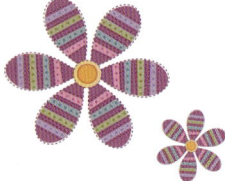

스카프
연출법
❹

컬러 스카프 2

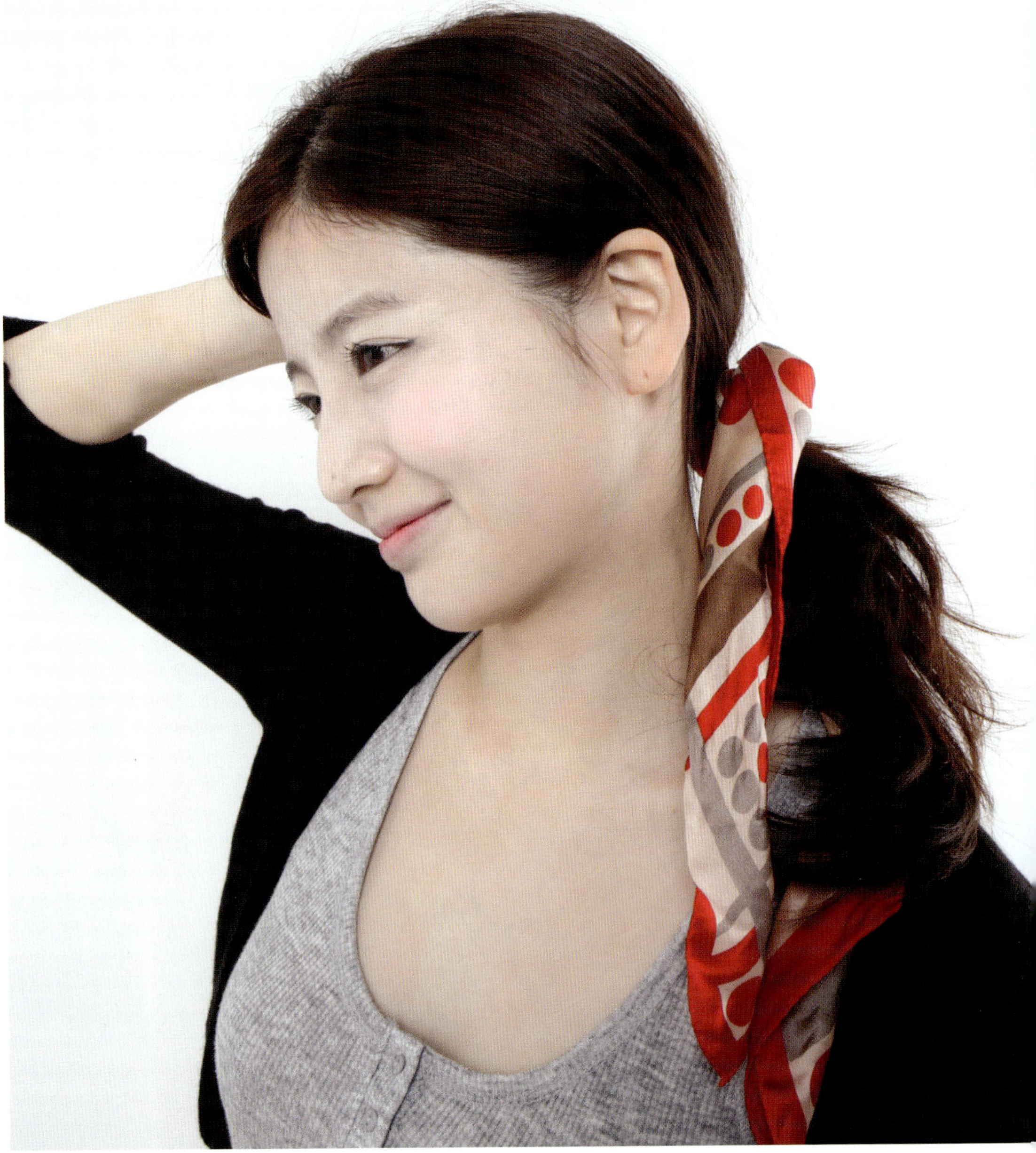

차홍의 Self Advice
돌돌 감으면 헤어밴드로
연출할 수 있어요.

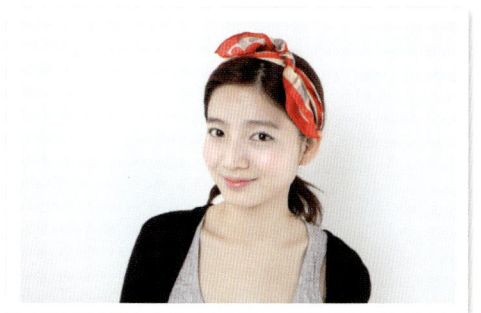

1 스카프를 이용하여 리본 헤어밴드 연출을 했어요. 혹시 이 스타일이 부담스럽다면 오른쪽처럼 합니다.

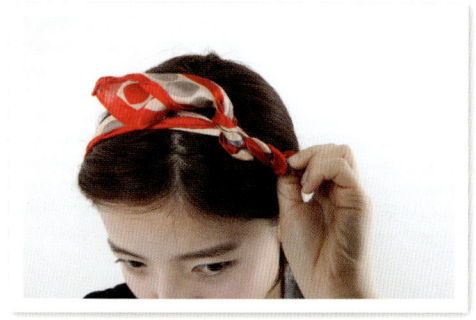

2 묶은 리본 한쪽을 잡아 고정한 부분에 돌돌 감아서 텍스처를 만들어 주세요.

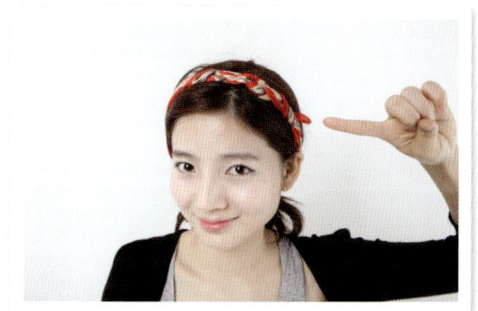

3 반대편도 똑같은 방법으로 만들어서 스카프 헤어밴드를 완성해 주세요.

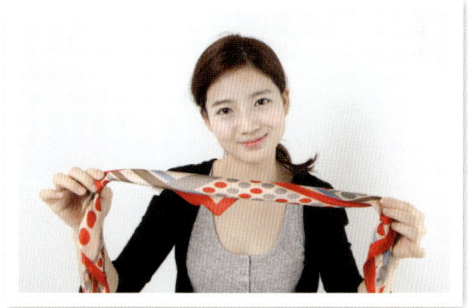

4 머리를 아래로 묶고, 헤어밴드를 돌돌 말아주세요.

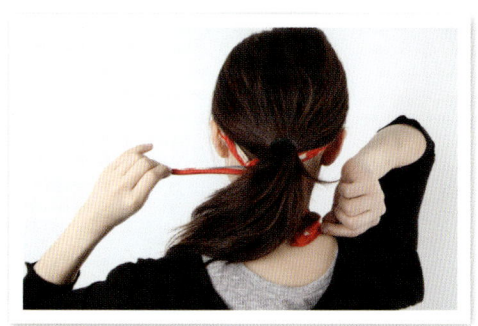

5 머리를 묶어주세요.

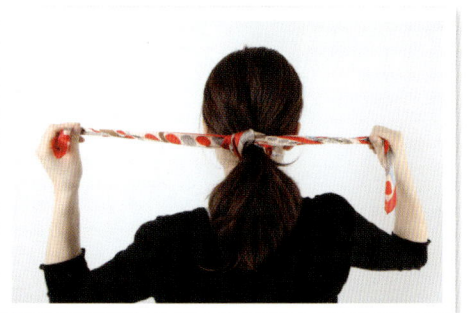

6 묶은 머리와 스카프가 함께 어우러지도록 정돈해 주세요.

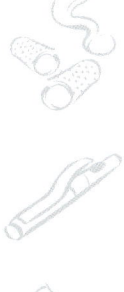

101

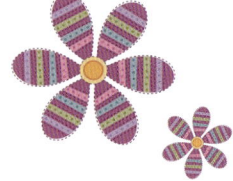

스카프
연출법
❺

보헤미안 스카프

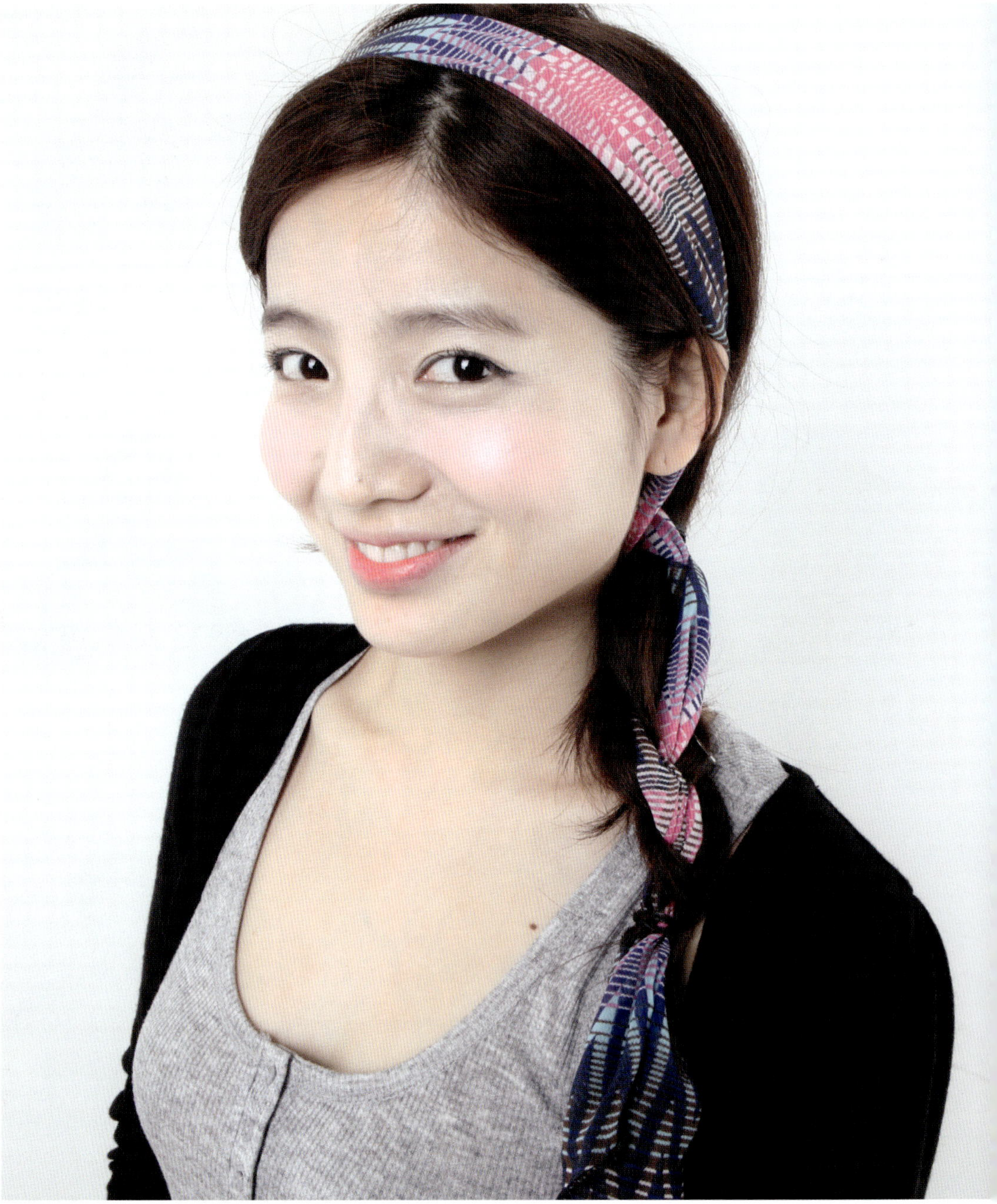

차홍의 Self Advice
긴 스카프와 긴 머리를 함께 땋아주어요. 그럼 엣지 있고 자유로운 보헤미안룩을 완성할 수 있어요.

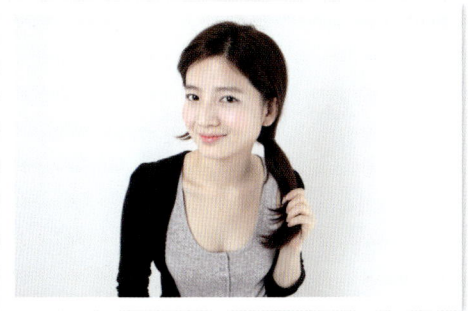

1 머리를 한쪽으로 모아 아래로 묶어주세요.

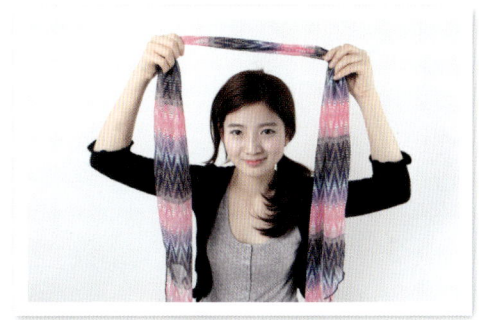

2 화려하고 긴 스카프를 준비해 주세요.

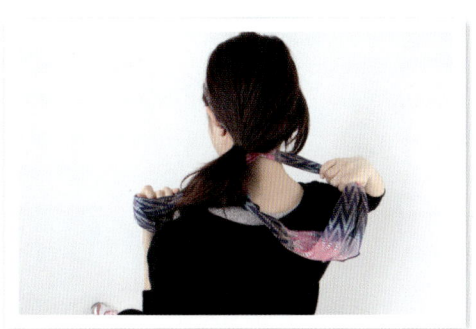

3 긴 스카프로 헤어라인을 따라 뒤로 묶어주세요.

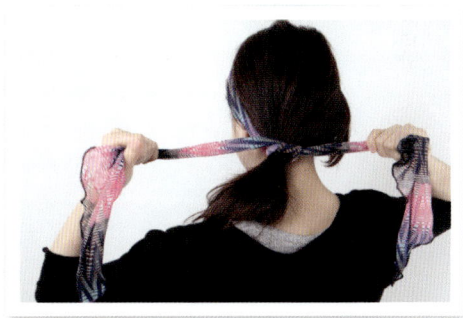

4 묶은 머리와 함께 스카프를 고정해 주세요.

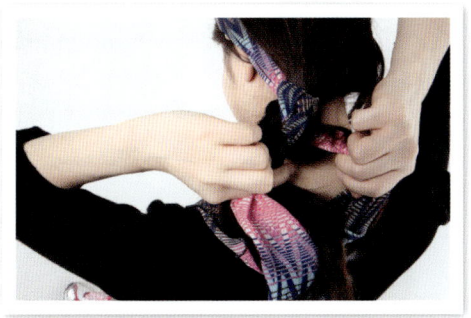

5 머리카락과 함께 스카프를 땋아주세요.

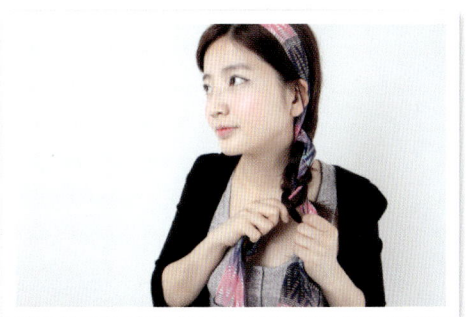

6 머리 끝까지 땋아 내려가 고무줄로 고정해 주세요.

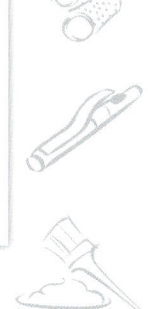

103

스카프 활용

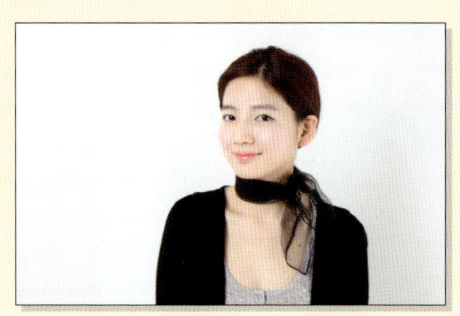
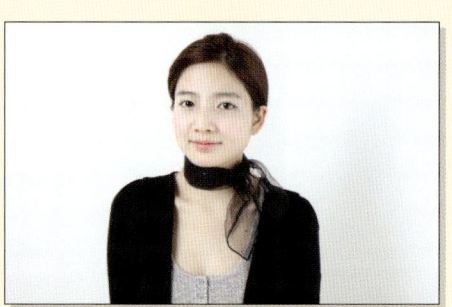
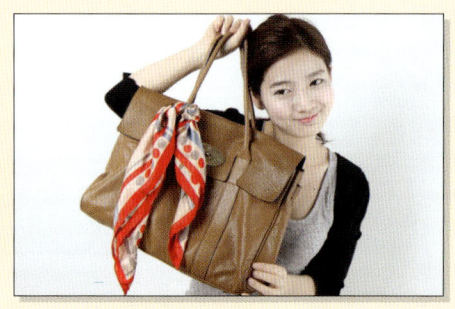
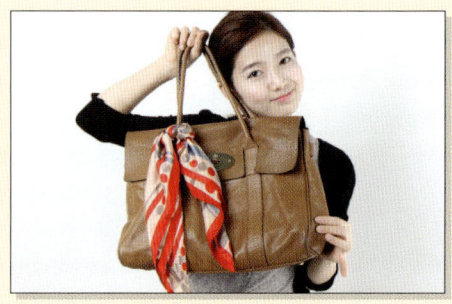

차홍의 Self Advice

검은색 망사 스카프를 목에 두르면 단아하고 참한 이미지를 연출할 수 있어요. 컬러 스카프를 가방에 묶어주면 스타일리시한 느낌을 더할 수 있답니다. 스카프 하나로 목, 가방, 머리…. 정말 멋진 아이템이죠? 스카프로 한 시즌을 다양하게 연출하면서 보내요.

안경
연출법

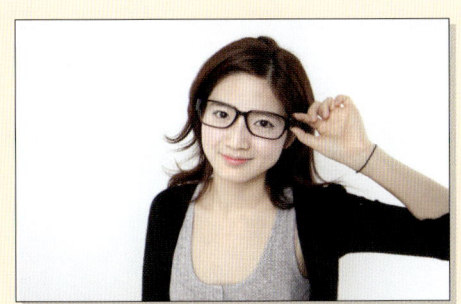
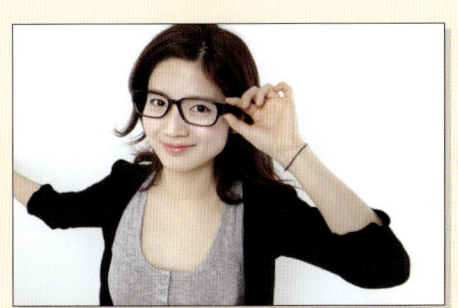

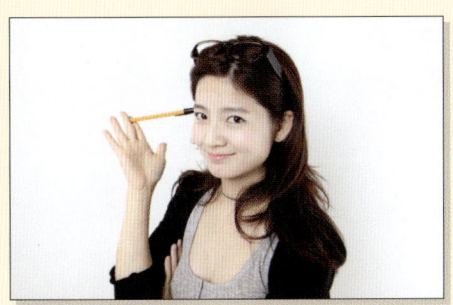
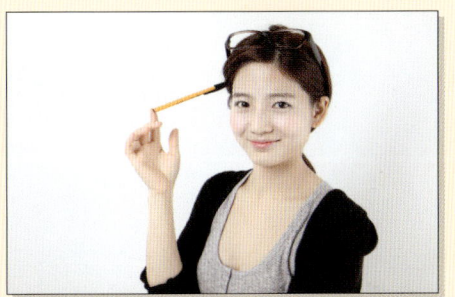

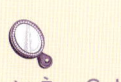

차홍의 Self Advice

내추럴하게 머리를 풀어 옆가르마를 타고 안경을 쓰면 모범생 이미지를 연출할 수 있어요. 사진과 같이 안경을 헤어밴드처럼 연출하면 좀 더 세련되고 깔끔한 이미지를 완성할 수 있답니다. 어때요? 안경 하나로 발랄하며 이지적인 느낌을 만들 수 있죠.

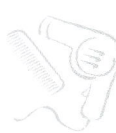
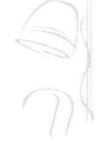
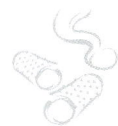
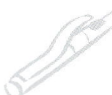

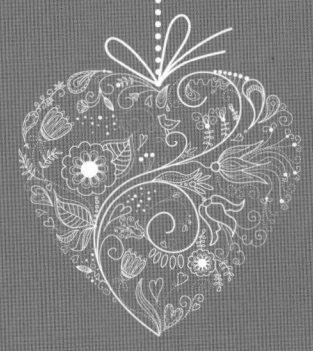

Chapter 4
다양한 앞머리 연출로
10년 어려지기

❶ 도날드덕 앞머리 ❷ 사이드뱅 ❸ 사이드뱅 바람머리 ❹ 퀴프 앞머리 ❺ 풀뱅 드라이 ❻ 앞머리 없애기

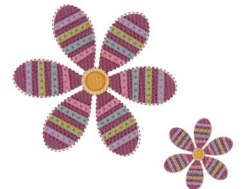

앞머리
스타일링
❶

도날드덕 앞머리

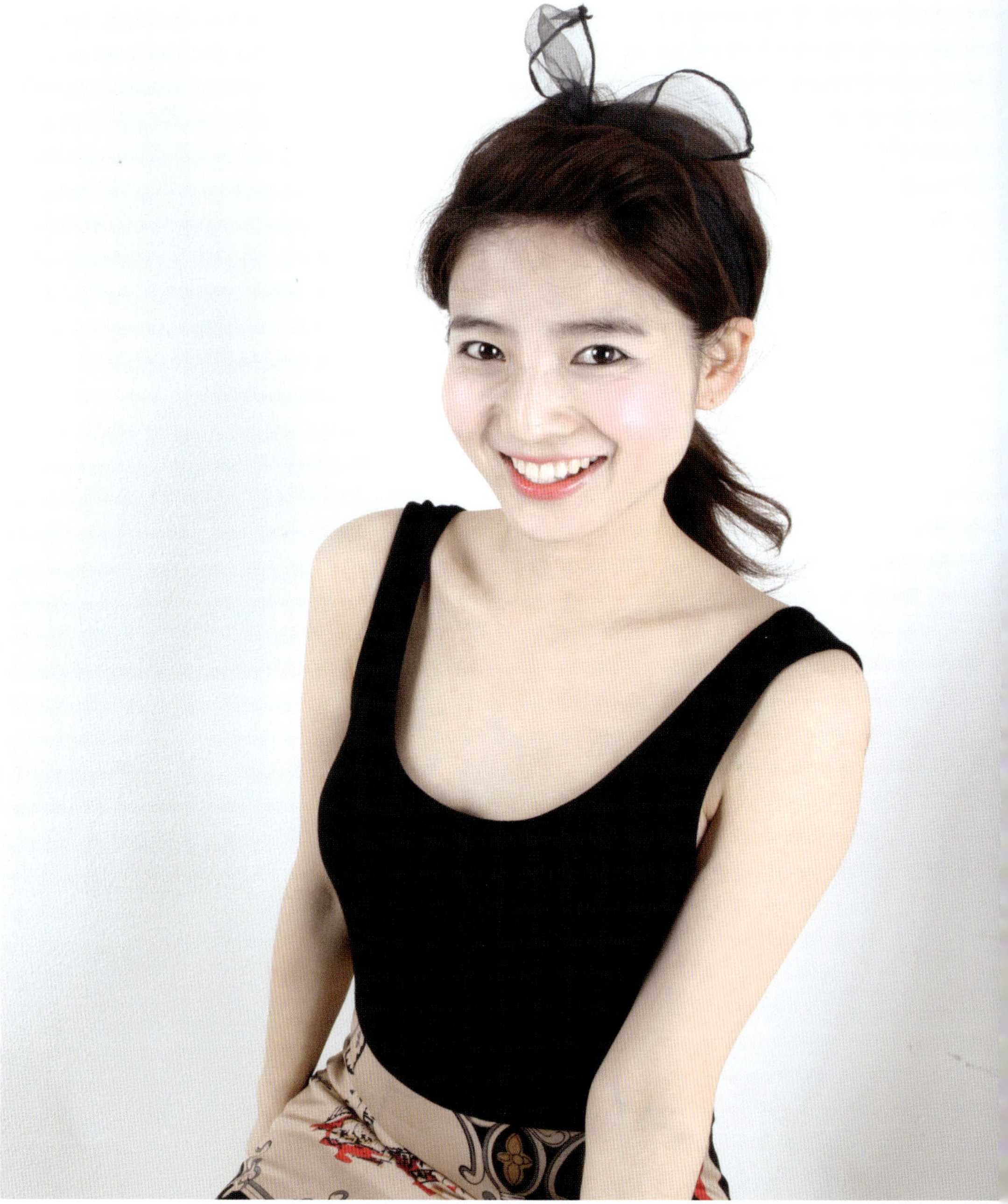

차홍의 Self Advice

드라이로 한 번, 꼬리빗으로 또 한 번 볼륨을 넣어요. 이 작은 터치로 색다른 느낌을 얻을 수 있어요.

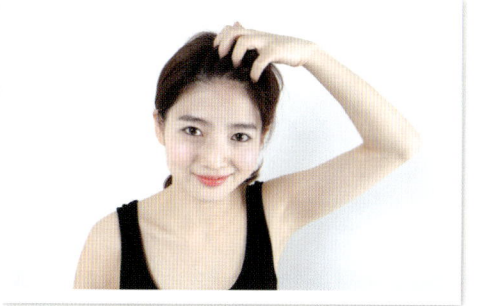

1 손가락을 빗처럼 이용하여 머리 앞부분을 뒤로 대충대충 빗어주세요.

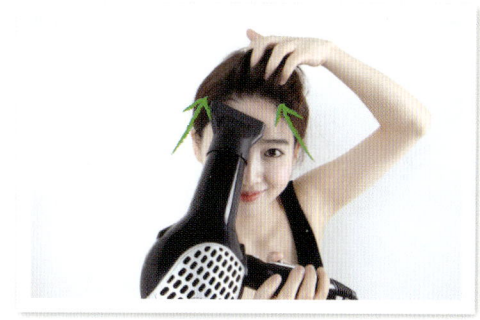

2 드라이어로 골고루 볼륨을 주세요.

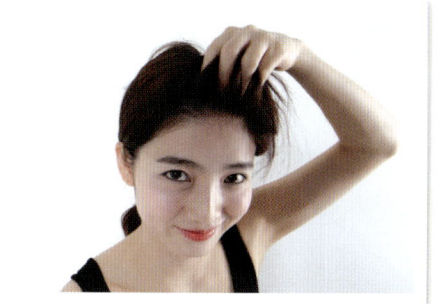

3 열을 식히고 손가락으로 빗질을 해주세요.

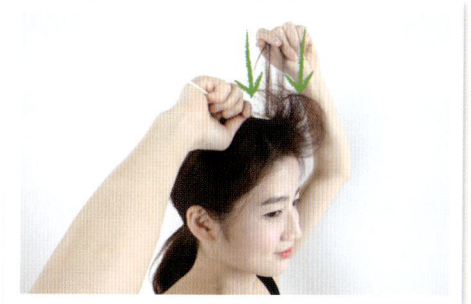

4 꼬리빗을 이용하여 볼륨을 넣어주세요.

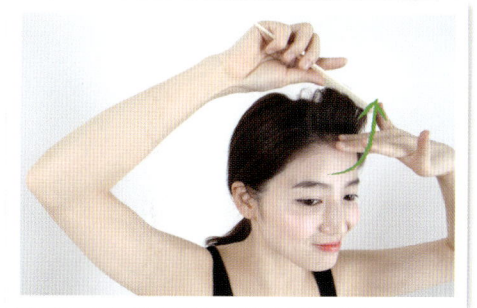

5 다시 꼬리빗을 이용하여 머리를 뒤로 넘겨주세요.

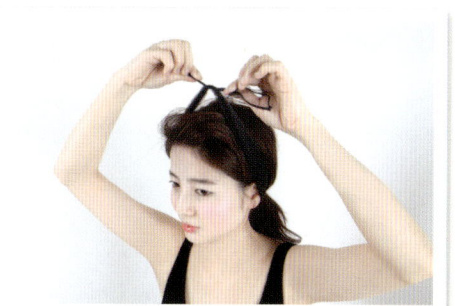

6 스카프를 이용하여 헤어밴드처럼 머리를 묶어주세요.

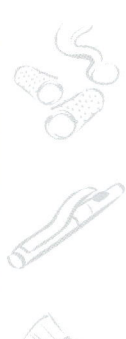

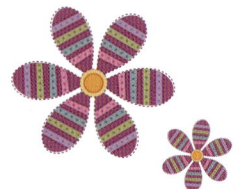

앞머리 스타일링 ❷

사이드뱅

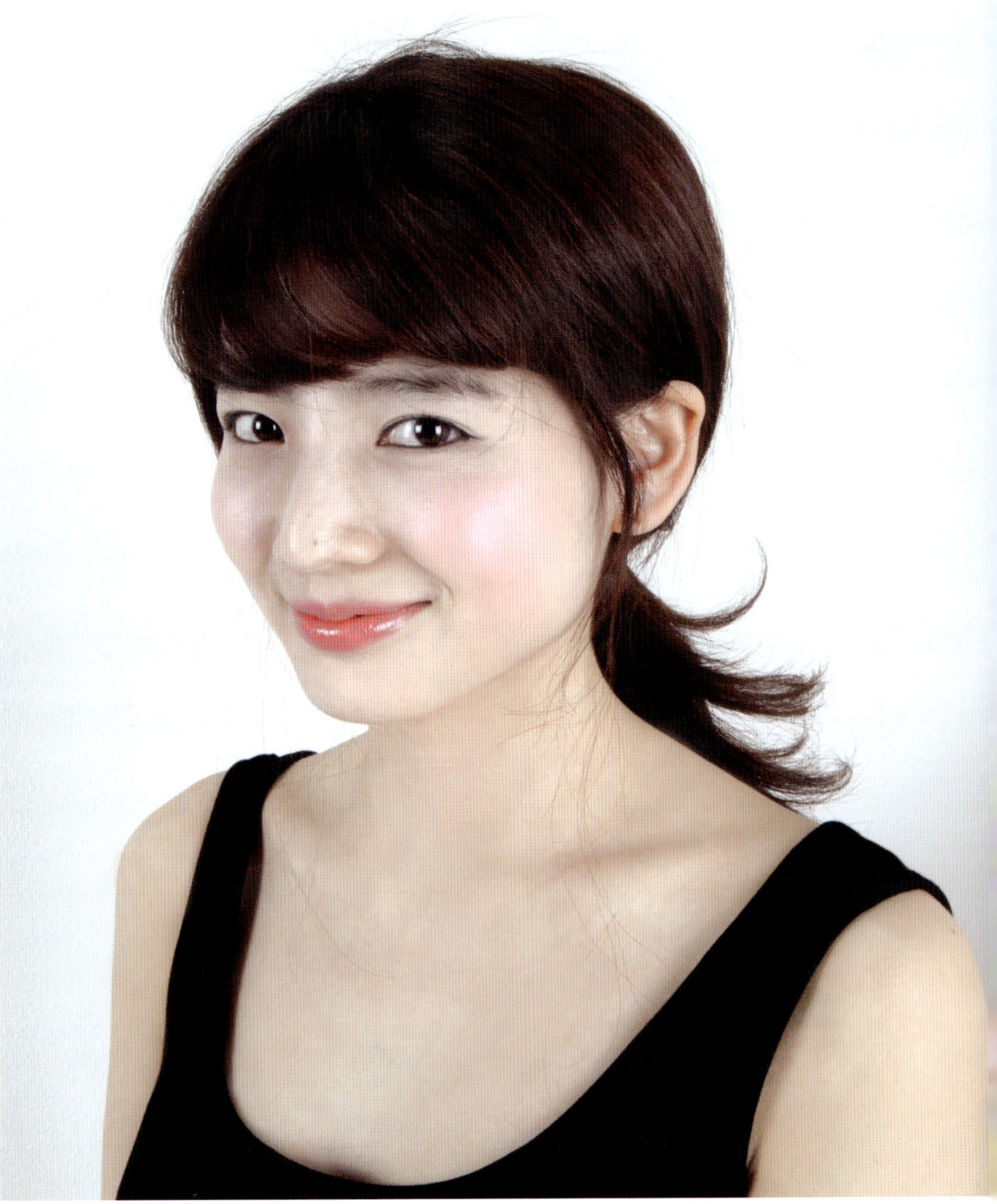

차홍의 Self Advice
너무 강한 바람을 사용하지 마세요! 머리가 한 방향으로 고정되어 스타일을 바꿀 때 어려워져요.

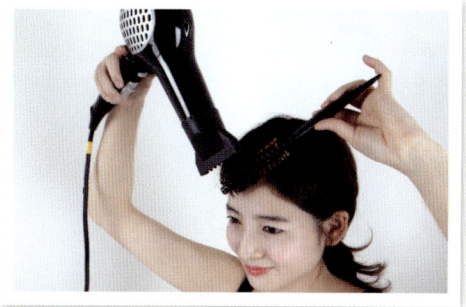

1 작은 사이즈의 롤빗을 사용하여 사선으로 한 바퀴 드라이한 후, 3초 정도 열을 식혀주세요.

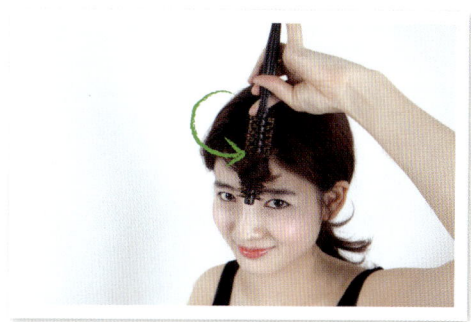

2 식히면서 롤빗을 사선 방향대로 굴리며 옆으로 빼주세요.

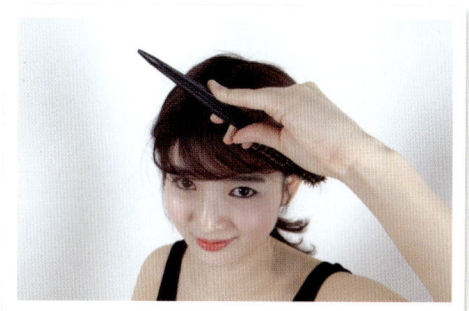

3 끝까지 자연스럽게 빼주셔야 해요.

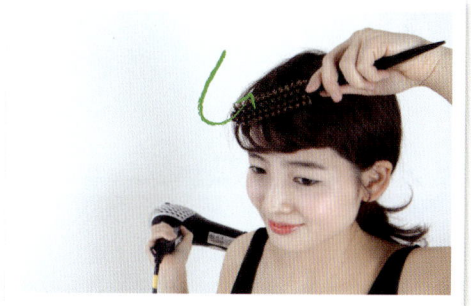

4 아마도 봉긋하게 동그래졌을 텐데요. 드라이 롤로 두상에 갖다 댄 후 살짝 위로 밀어줍니다.

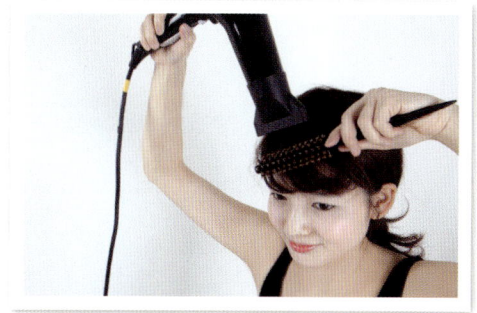

5 윗부분에 바람을 한 번 더 주면 완성이에요.

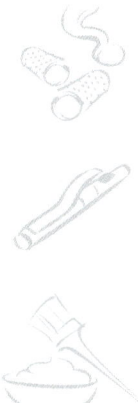

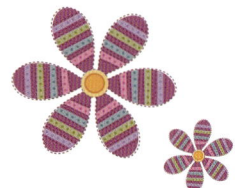

앞머리
스타일링
❸

사이드뱅 바람머리

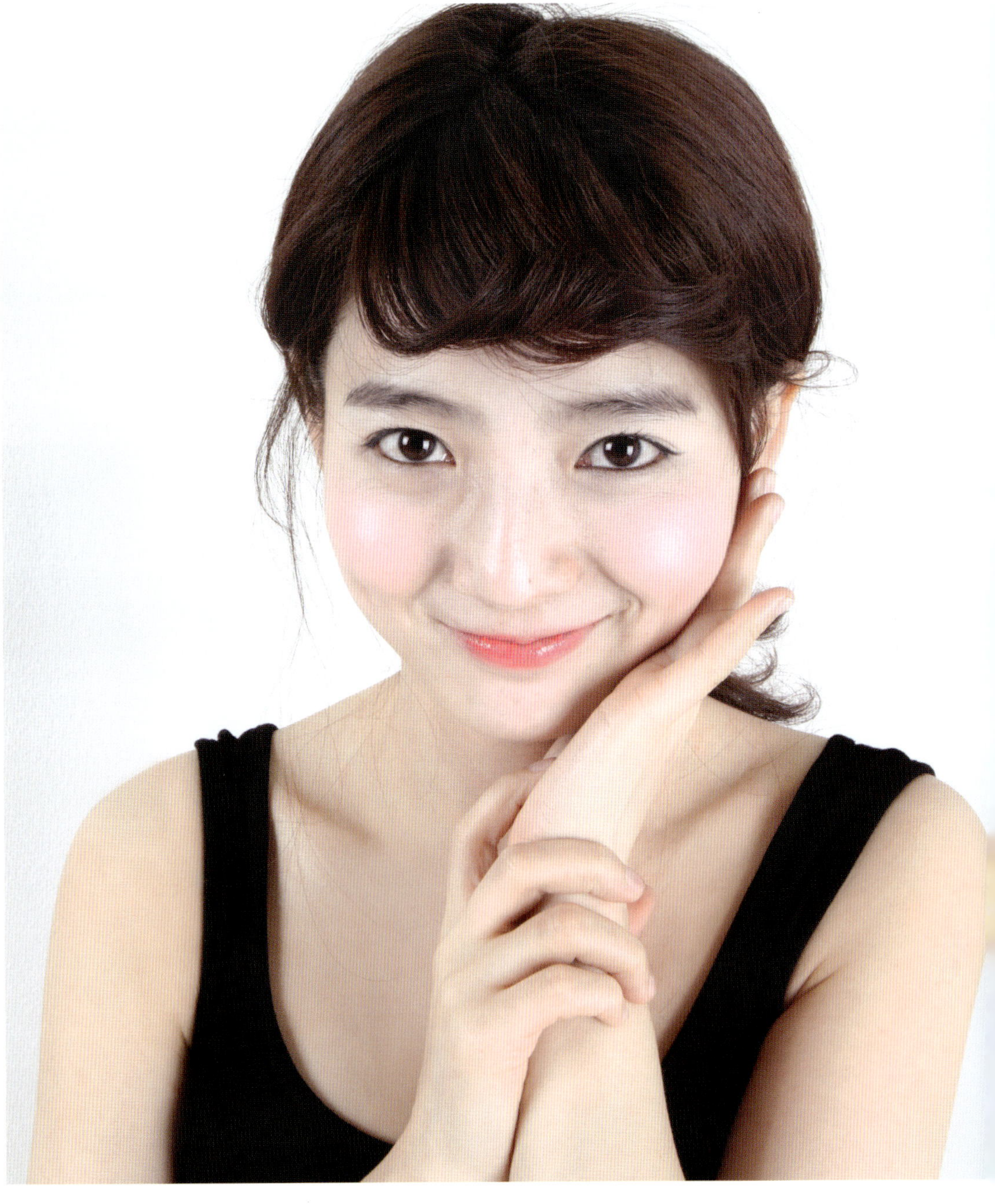

🔍 차홍의 Self Advice
골고루 열을 주어 만 후 식혀주는 것이 중요합니다.

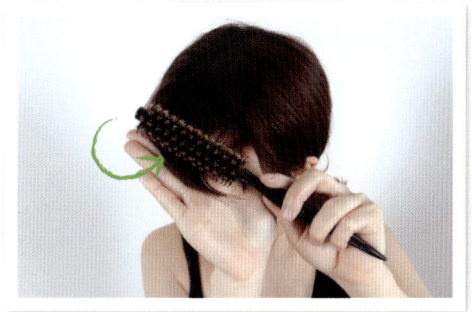

1 사이드뱅 앞머리 끝 부분을 롤빗을 이용하여 거꾸로 머리를 말아주세요.

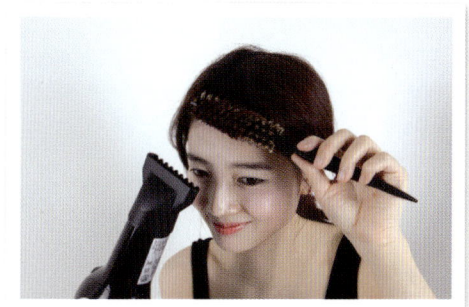

2 드라이어로 1~2초 정도 골고루 열을 주세요.

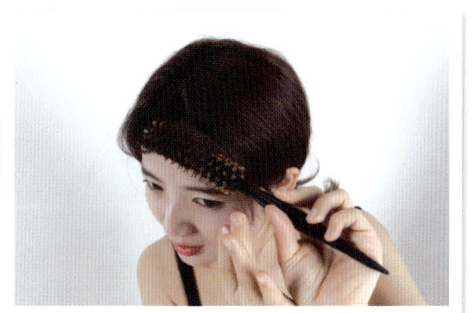

3 3초 정도 열을 식혀주세요.

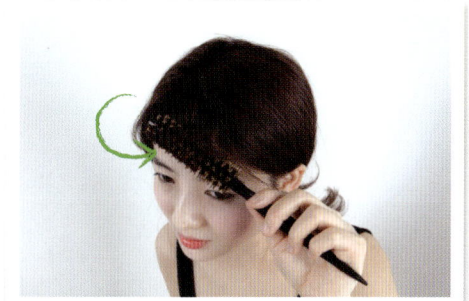

4 롤을 옆으로 살살 빼줍니다.

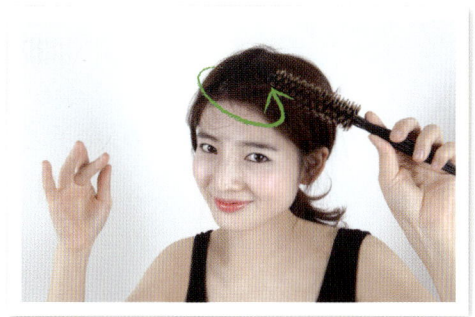

5 느리게 살짝 옆 바깥 부분으로 빼주면 완성이에요.

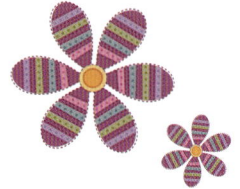

앞머리
스타일링
④

퀴프 앞머리

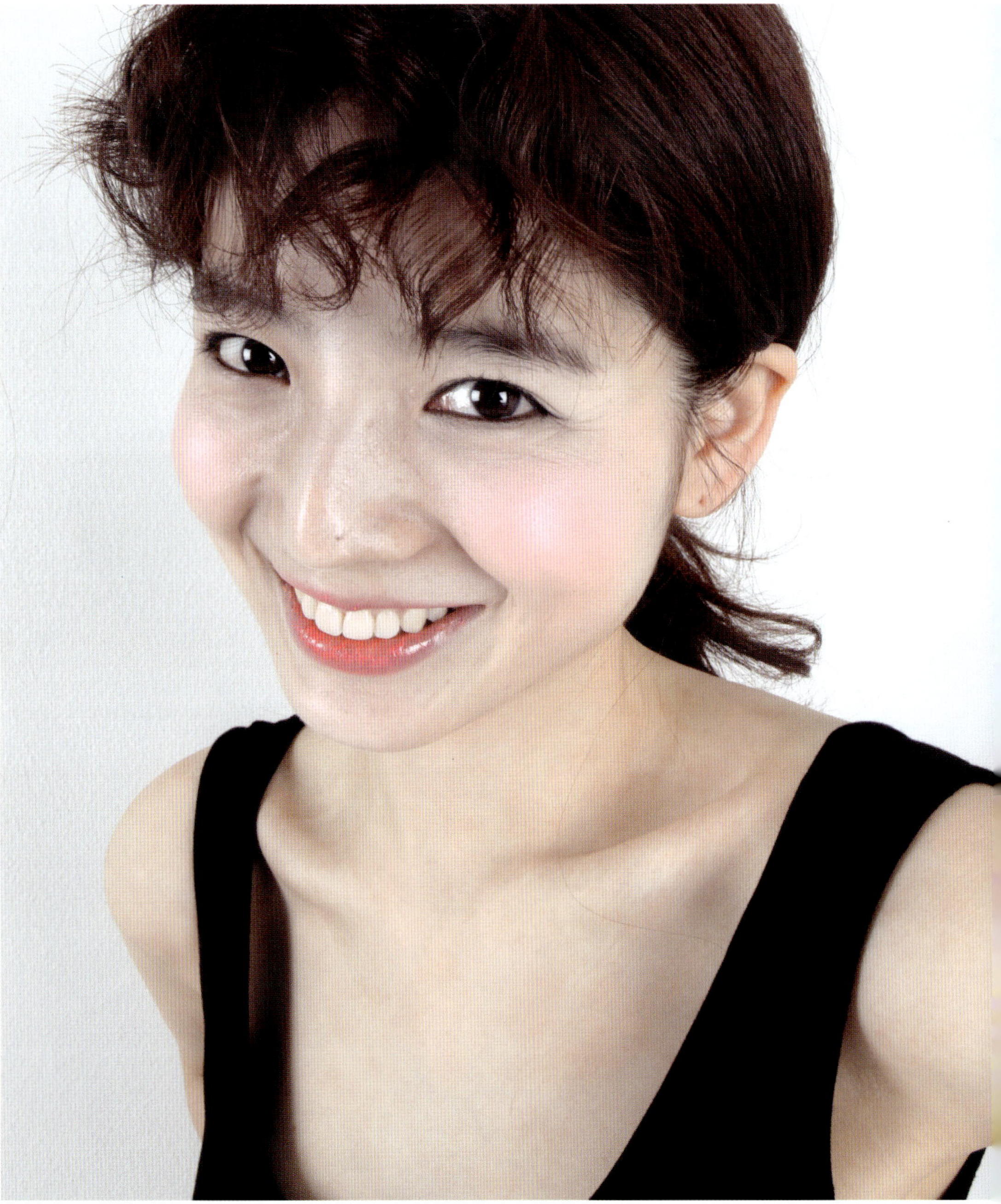

차홍의 Self Advice

빈티지한 느낌의 퀴프 앞머리! 처음엔 낯설게 느껴질 수도 있지만 점점 매력적으로 다가오는 앞머리랍니다. 시크하면서도 묘한 매력이 있는 앞머리예요.

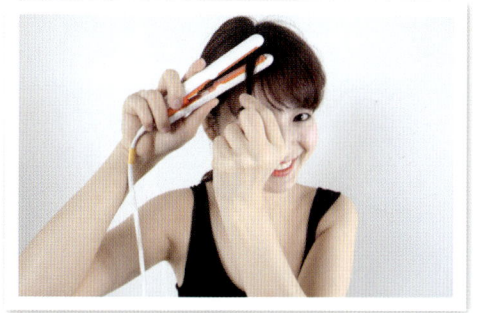

1 섹션을 크게 나누지 말고 가닥가닥 조금씩 잡아주세요.

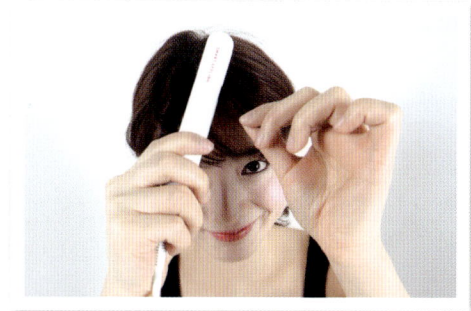

2 매직기를 눕히지 말고 세워주세요.

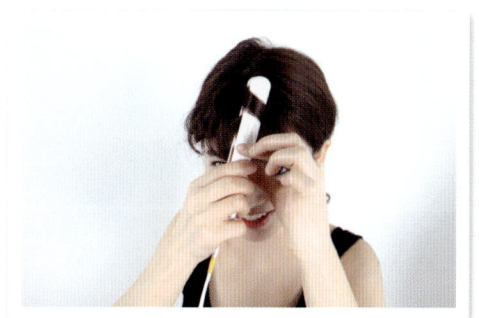

3 앞머리 길이에 맞추어 한 바퀴씩 가닥가닥 불규칙하게 말아주세요.

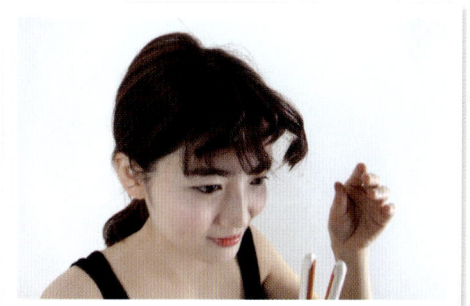

4 거울을 보며 가닥가닥 불규칙적으로 말렸는지 확인해 주세요.

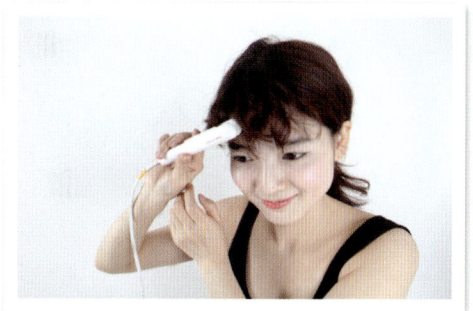

5 전체적으로 너무 힘이 들어가지 않게 아랫부분도 신경 써 주세요.

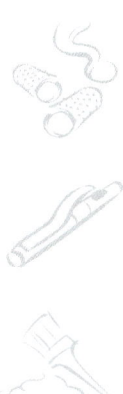

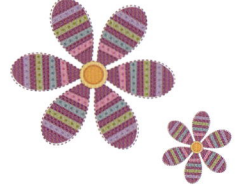

앞머리
스타일링
❺

풀뱅 드라이

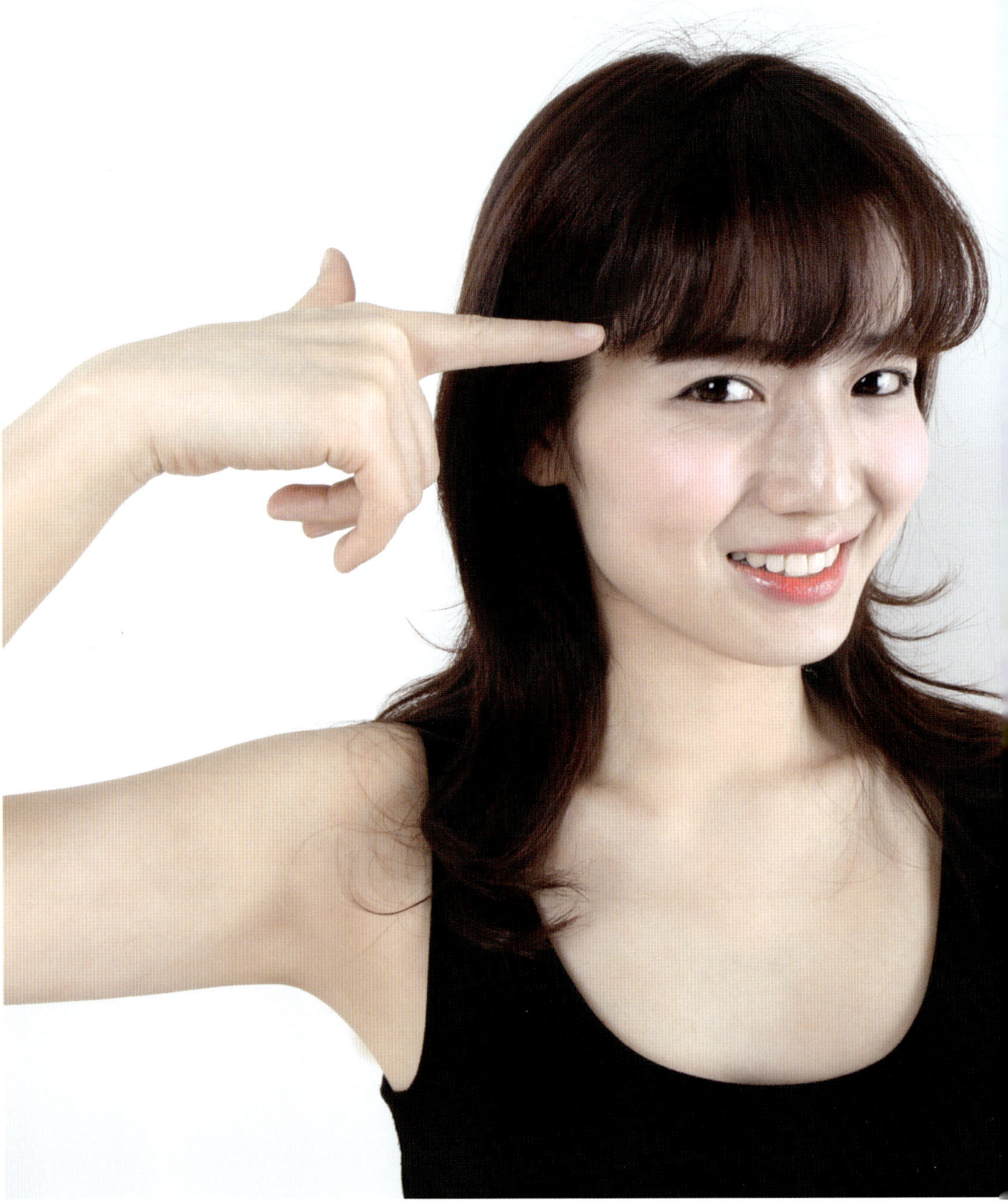

차홍의 Self Advice

앞머리가 너무 심하게 갈라질 경우, 젖은 상태에서 좌우로 비벼가며 말려주세요. 가르마가 타져서 일자 뱅이 잘 안 될 경우에는 젖은 상태에서 모발이 갈라지는 반대쪽 방향으로 말려주면 균일한 방향감의 앞머리를 만들 수 있어요.

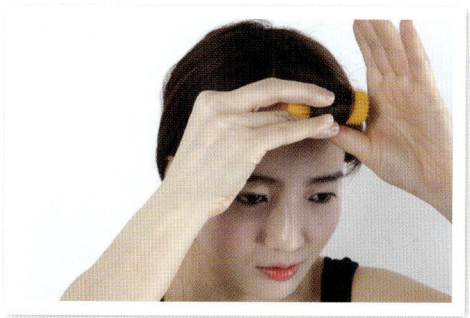 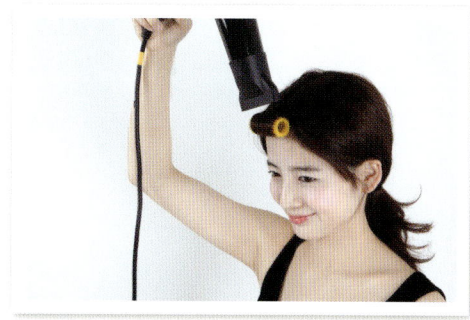

1 헤어롤을 이용하여 앞머리를 앞으로 말아줍니다. 볼륨을 많이 살리고 싶다면 2등분으로 나누어 헤어롤 두 개를 말아줍니다.

2 위쪽에서 드라이어 바람을 1~2초 정도 골고루 쏘여줍니다.

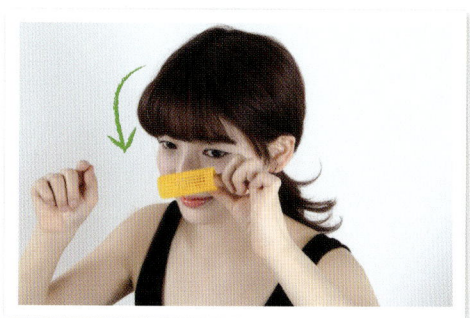 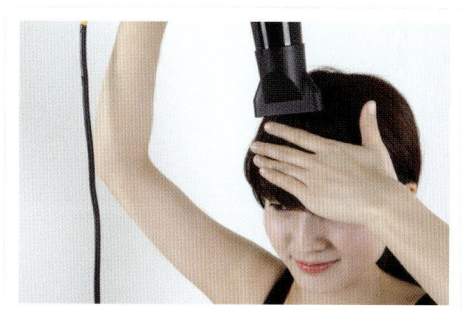

3 헤어롤을 앞쪽 방향으로 빼줍니다. 열을 주고 난 후 바로 빼지 않고, 3초 정도 식혀주면 더욱 탄력 있는 컬을 만들 수 있습니다.

4 앞머리를 손으로 눌러준 다음, 밑둥이 위로 살짝 올려서 바람을 줍니다. 너무 동그랗게 말아진 부분을 자연스럽게 해주는 과정입니다.

차홍의 Self Advice

얼굴형별 풀뱅 스타일링

- 짧은 얼굴형: 앞머리를 정수리부터 길게 내는 것이 어울려요.
- 긴 얼굴형: 앞머리의 세로 길이를 짧게 잡아주는 것이 좋아요.
- 각진 얼굴형: 라운드 풀뱅이 부드러운 얼굴형을 만들어 준답니다.
- 동그란 얼굴형: 일자 뱅 스타일로 앞머리 양이 적고, 이마가 살짝 보이는 느낌을 연출해 보세요.

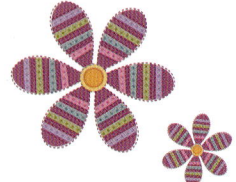

앞머리
스타일링
❻

앞머리 없애기

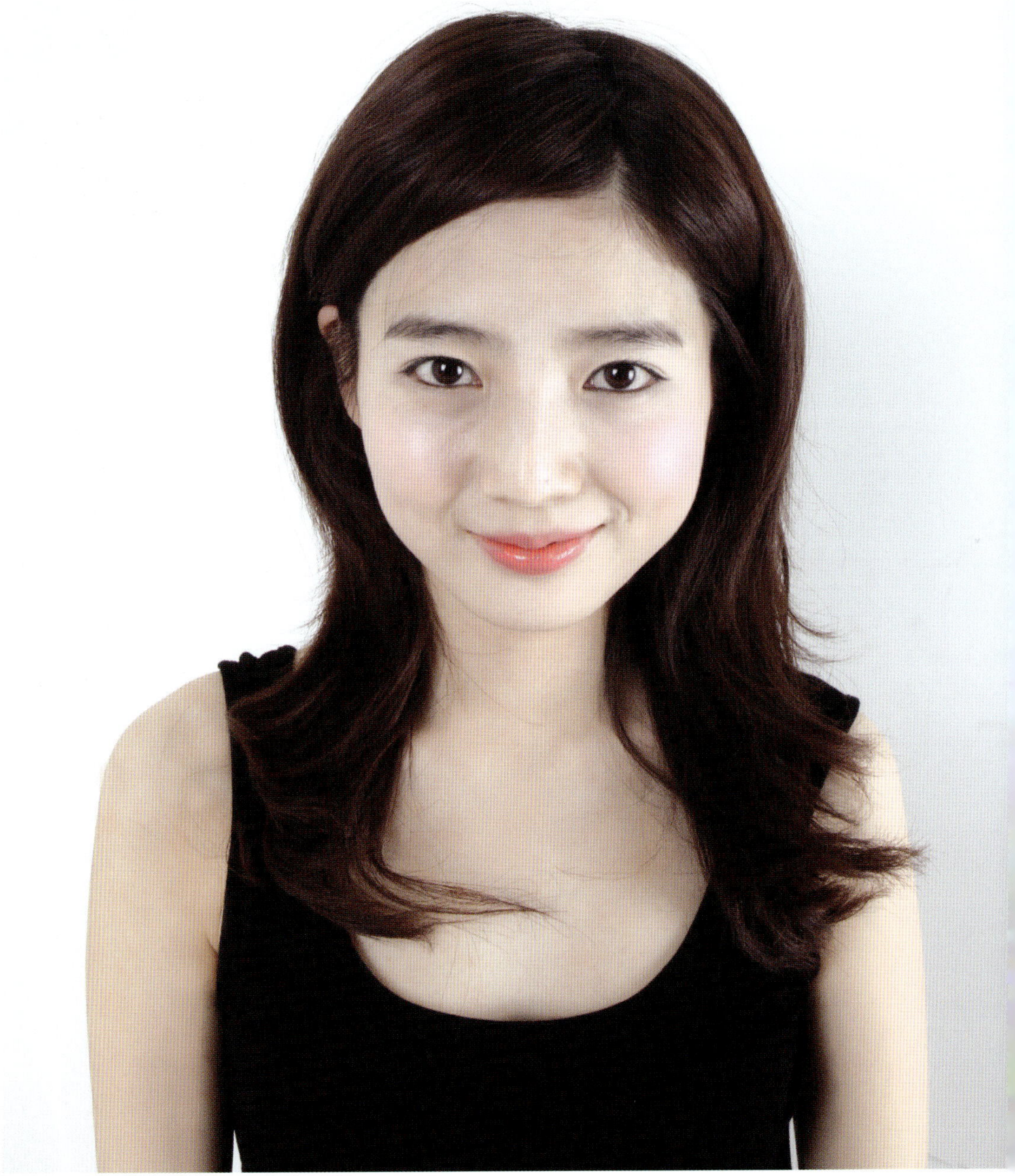

🔍 차홍의 Self Advice
삼각형 섹션을 활용하는
방법이에요.

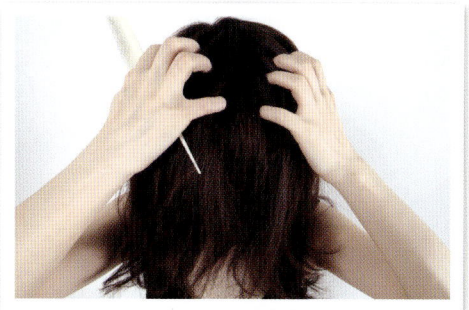

1 정수리 부분부터 가르마 방향에서 지그재그로 손가락을 이용하여 내려와 줍니다.

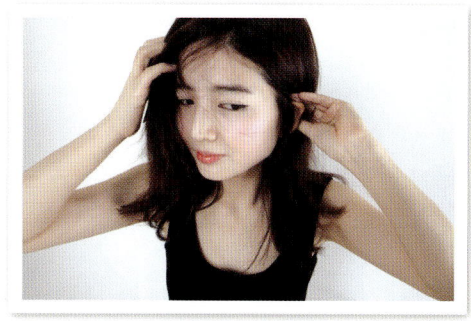

2 이마까지 내려왔을 때 두 손을 이용하여 머리카락을 8 대 2 정도 비율로 갈라주세요.

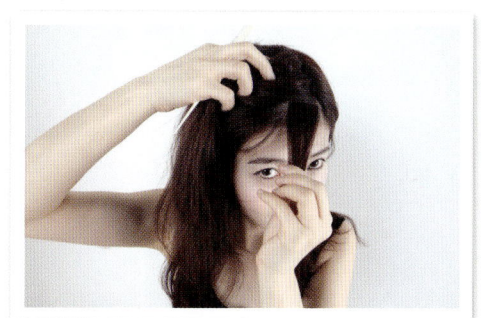

3 오른쪽 머리에 삼각형으로 섹션을 만들어 주세요.

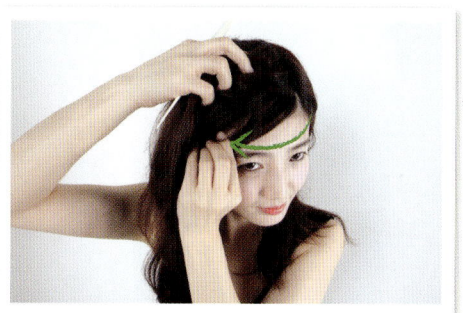

4 삼각형 섹션으로 만든 머리를 위쪽 머리와 분리해서 이마로 붙여주세요.

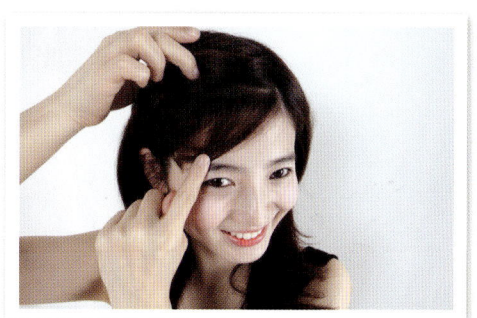

5 분리한 위쪽 머리로 삼각형 섹션 머리를 감춰주세요.

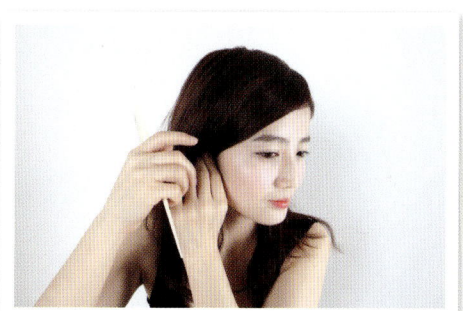

6 감춘 머리의 나머지 부분들을 귀 뒤쪽으로 꽂아주면 완성이에요.

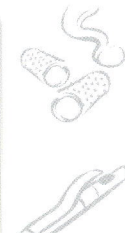

Chapter 5
단발머리 스타일링

❶ C커브 드라이 ❷ C커브 드라이 변형 ❸ 라인 웨이브 ❹ 발롱 웨이브
❺ 코사지 반묶음 ❻ 리본 스카프 ❼ 시크 스카프 ❽ 헤어라인 섀딩

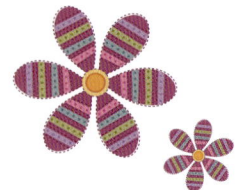

C커브 드라이

미디엄 스타일링 ❶

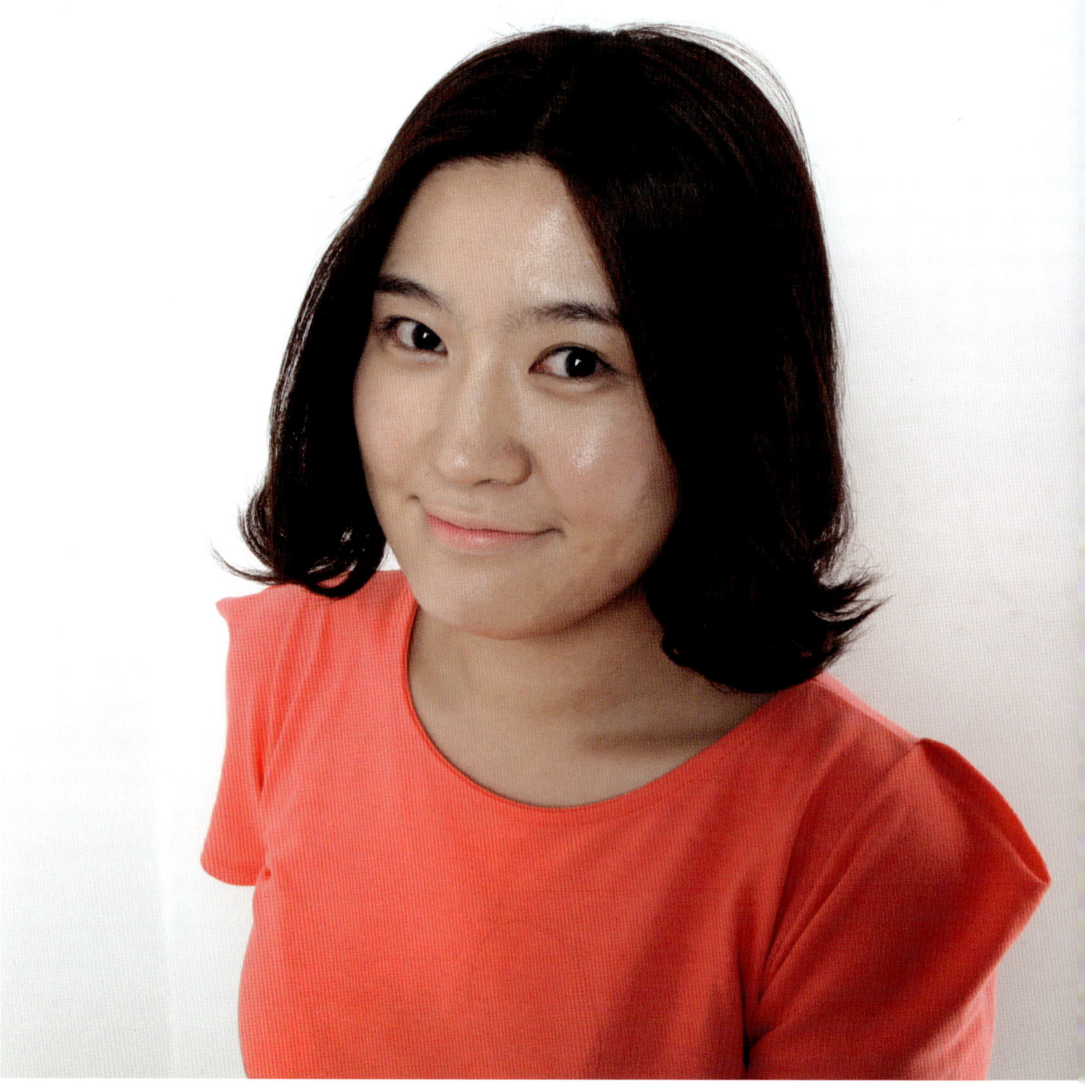

차홍의 Self Advice

매직기를 이용해 안으로 굴려주고, 쿠션브러시를 이용해 바깥으로 빗질해 주면 자연스러운 아웃컬을 연출할 수 있어요.

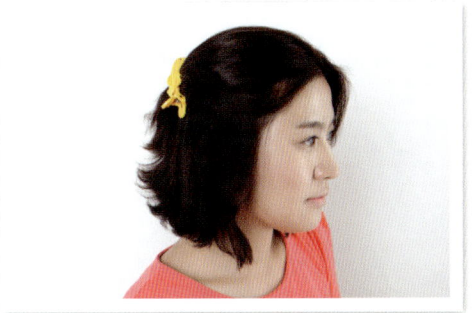
1 양쪽을 크게 2개의 섹션으로 나누어 주세요.

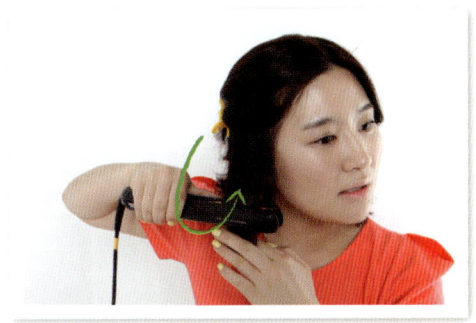
2 매직기를 이용하여 한 바퀴 안으로 굴려주세요.

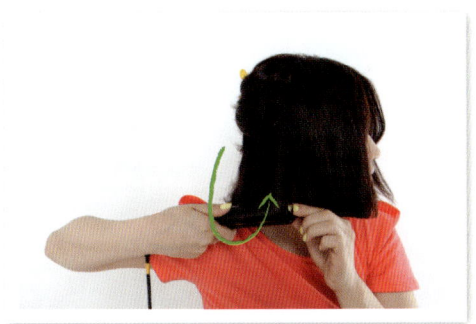
3 전체적으로 매직기를 이용하여 머리를 굴려주세요.

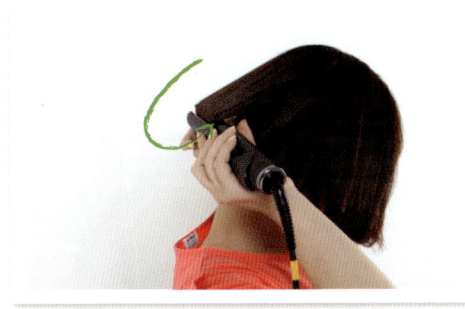
4 뒷머리를 할 때에는 사이드 모발과 같다는 생각으로 한 바퀴 굴려주세요.

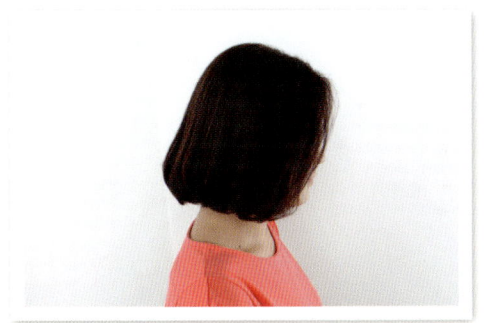
5 동글동글하게 안으로 잘 말렸죠?

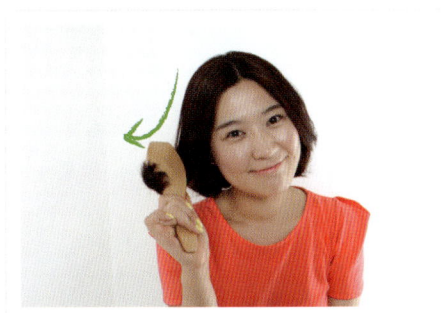
6 쿠션브러시를 이용해 머리를 바깥으로 빗질해 주세요.

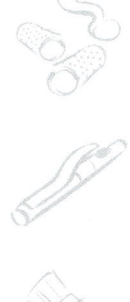

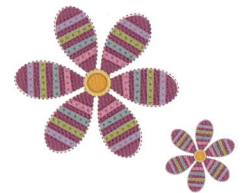

C커브 드라이 변형

미디엄 스타일링 ❷

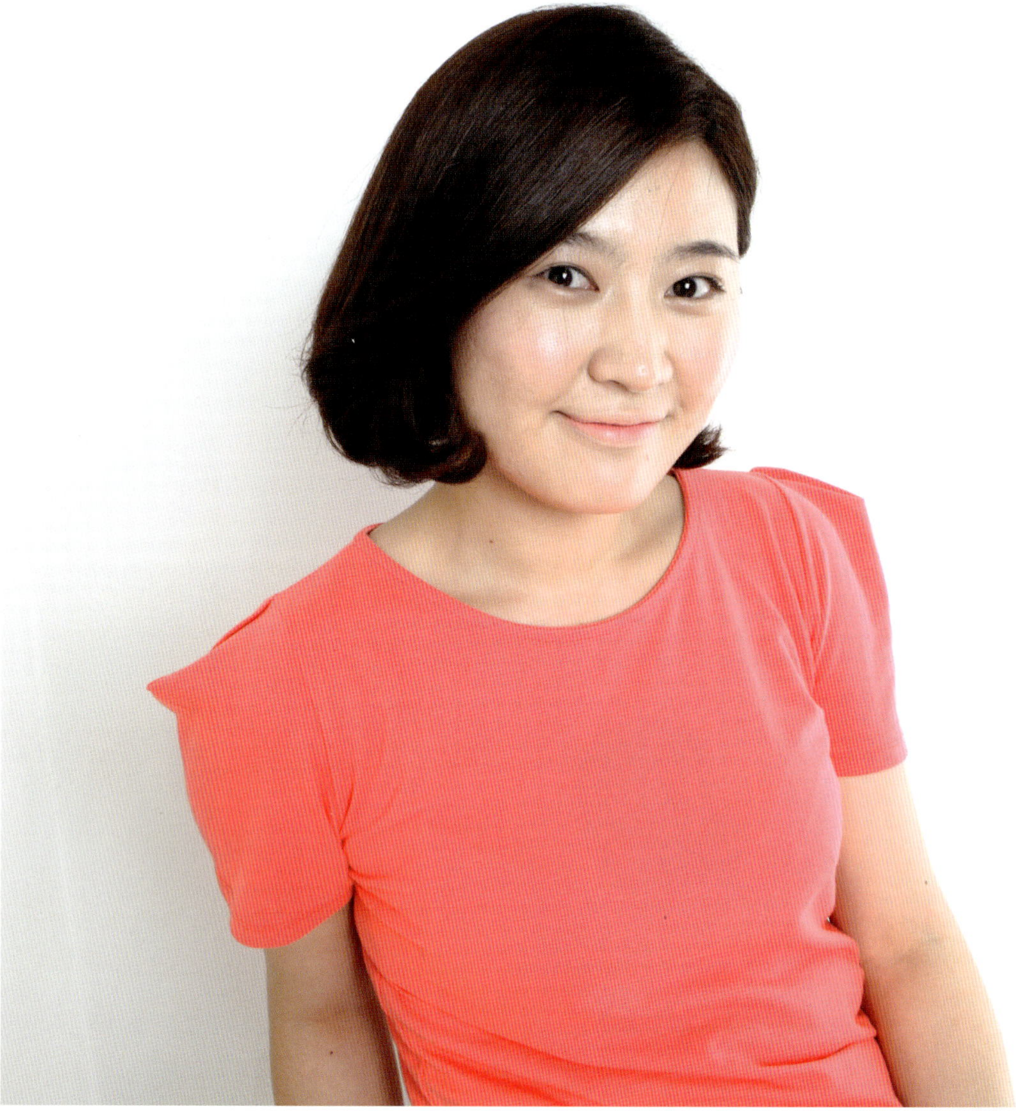

차홍의 Self Advice
일자 형태보다는 지그재그로 가르마를 타주세요.

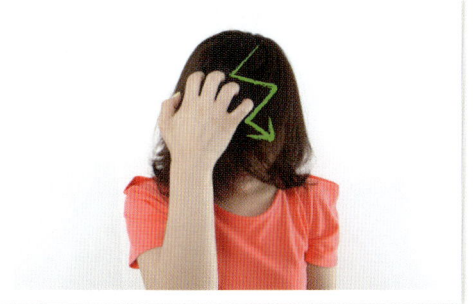

1 머리카락을 탑 부분부터 손가락을 이용하여 지그재그로 끌어내려 주세요.

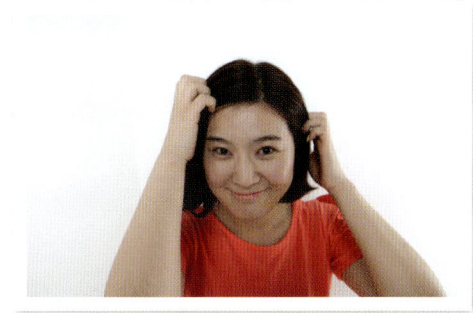

2 지그재그 형태로 가르마를 타주세요.

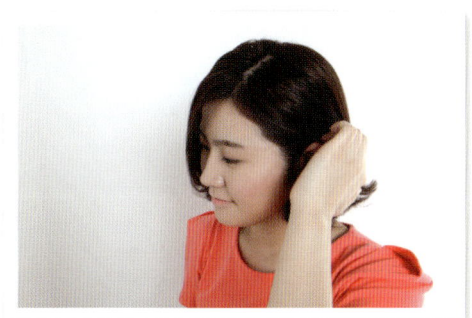

3 한쪽 머리를 귀에 꽂아주세요.

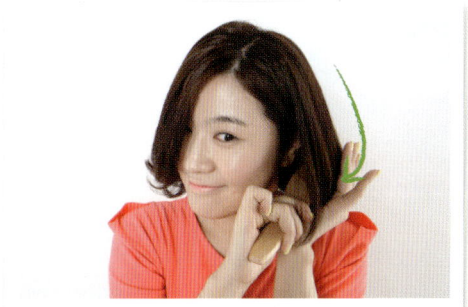

4 쿠션브러시를 이용하여 안쪽으로 빗질을 해주세요.

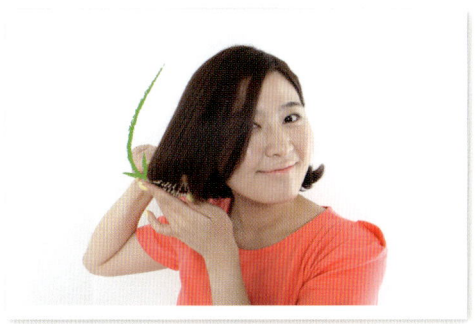

5 반대쪽도 마찬가지로 빗질을 해주세요.

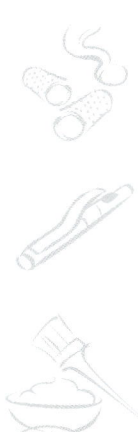

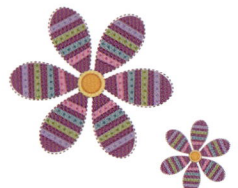

미디엄 스타일링 ③

라인 웨이브

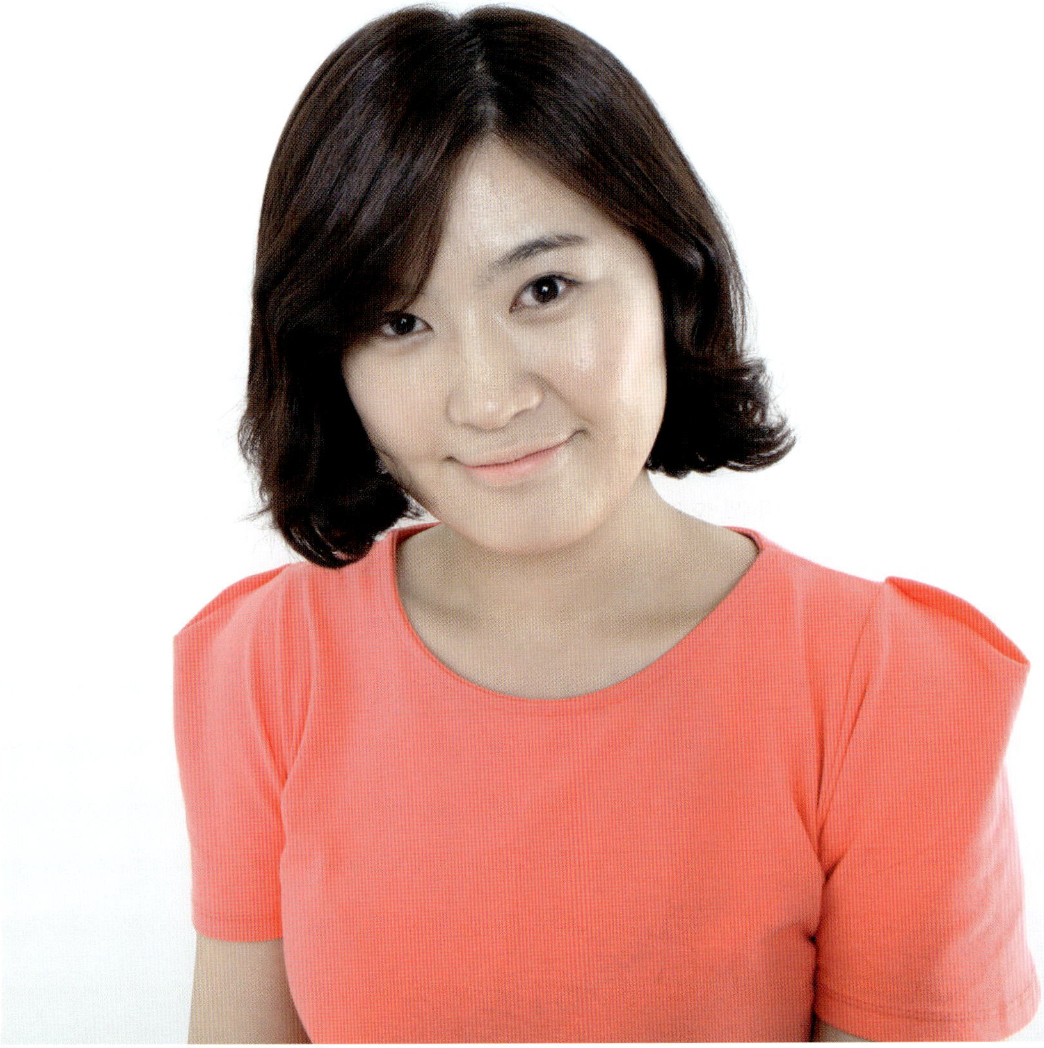

차홍의 Self Advice

웨이브를 머리 전체에 넣기보다는 C커브 느낌으로 라인 웨이브를 넣어주면 좀 더 생기 있는 스타일을 연출할 수 있고, 바쁜 아침 빠른 시간에 스타일을 완성할 수 있어요.

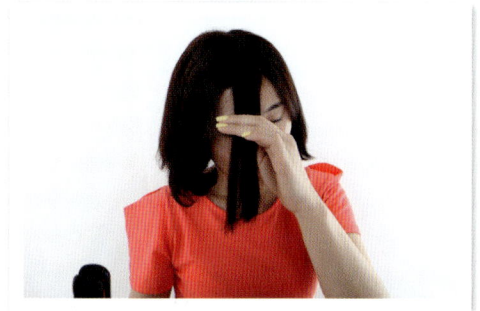

1 먼저 앞머리 라인 머리를 사진처럼 빼주세요.

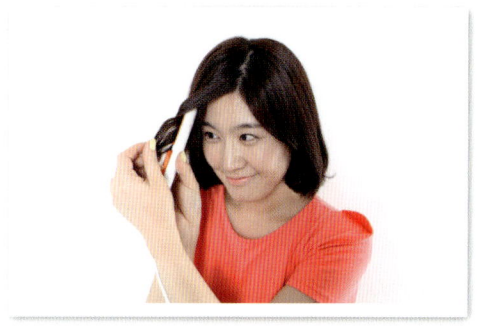

2 매직기나 아이롱을 사용하여 한 바퀴 돌리고 빼줍니다. 자연스러운 S컬이 완성됩니다.

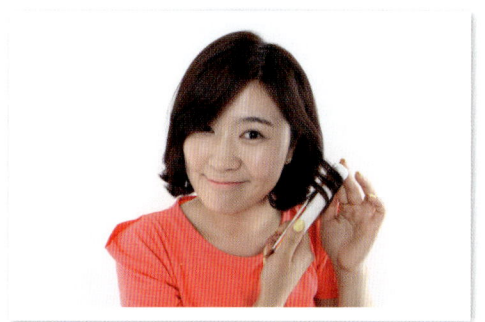

3 반대쪽 헤어라인에도 예쁘게 S컬을 만들어 주세요.

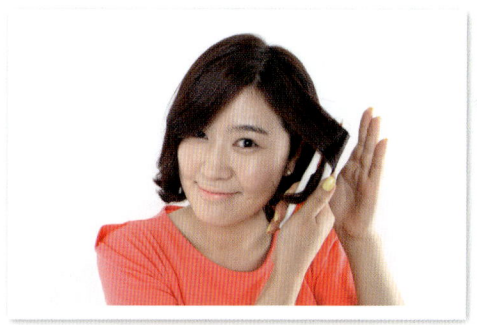

4 아래쪽과 뒤쪽에도 컬을 잘 만들어 주세요.

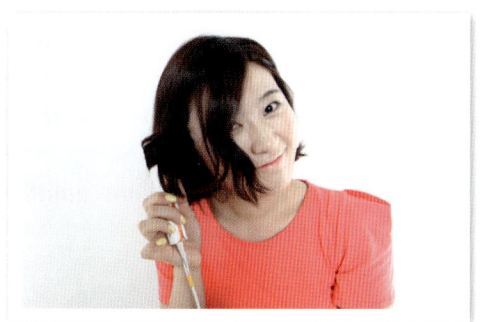

5 페이스라인 쪽에도 S컬을 만들어 주면 완성이에요.

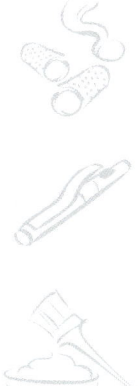

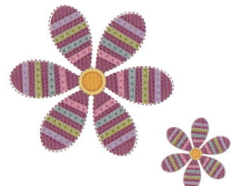

미디엄 스타일링 ❹

발롱 웨이브

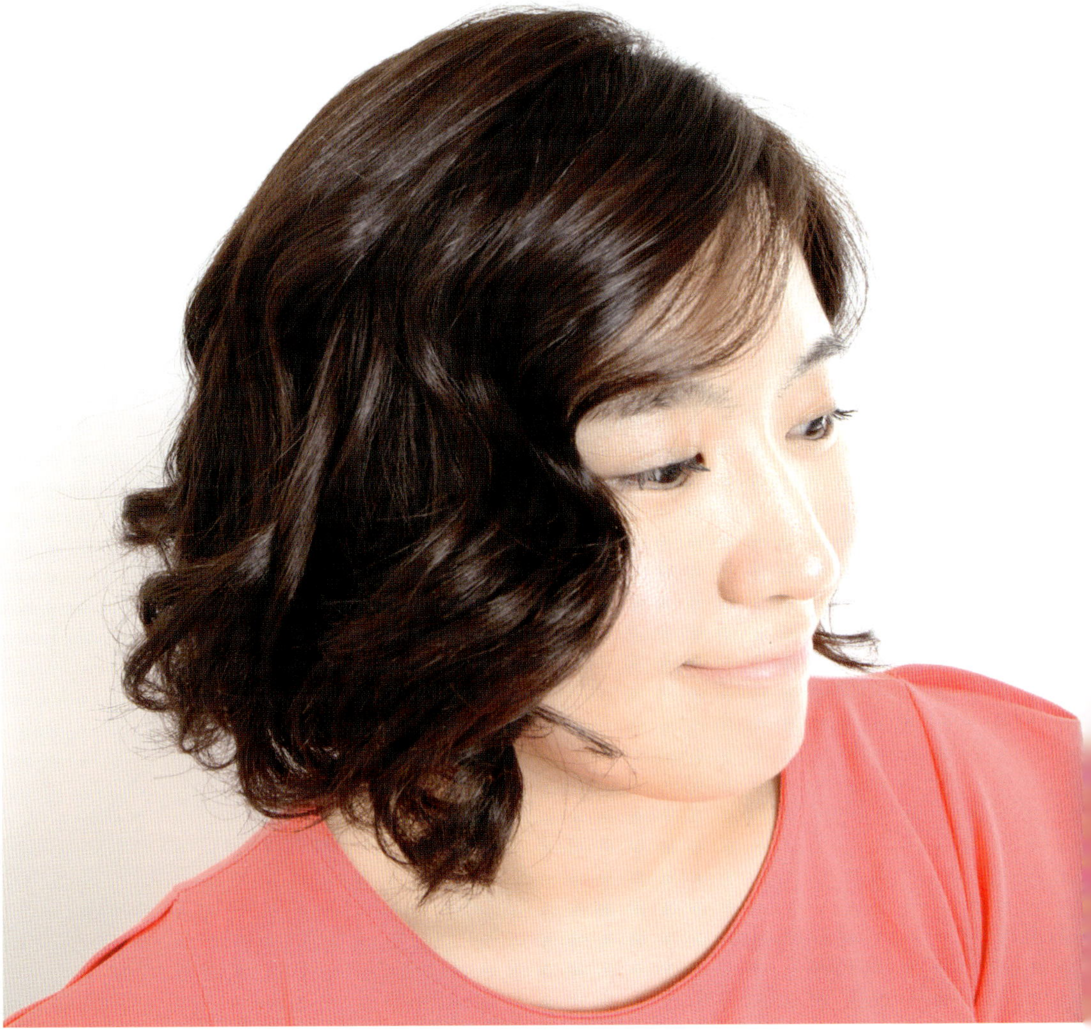

차홍의 Self Advice
웨이브가 완성되면 손으로 대충대충 빗질만 해주세요.

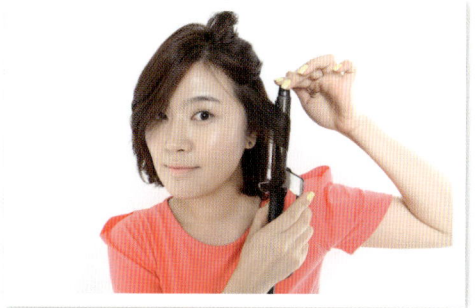

1 섹션을 크게 두 개로 나누어 주세요. 길이감이 짧기 때문에 18mm 아이롱을 사용합니다.

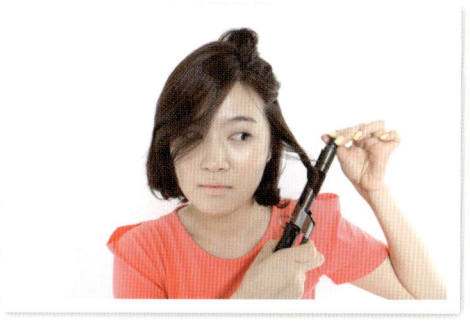

2 옆머리를 한 바퀴 반 정도 굴려서 돌린 뒤 빼주세요.

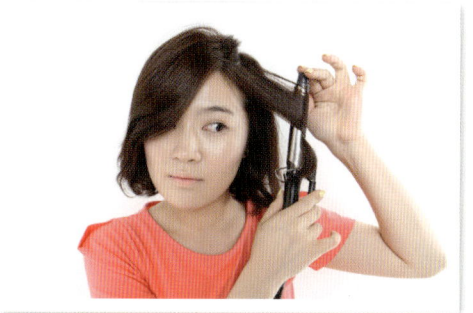

3 앞쪽 머리도 같은 방법으로 돌려서 빼주세요.

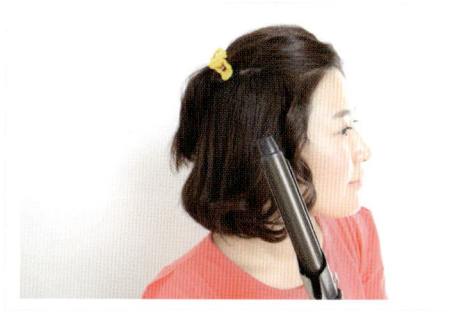

4 반대쪽도 마찬가지로 컬을 넣어주세요.

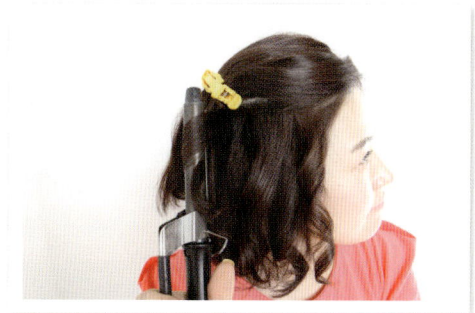

5 뒷머리도 똑같이 한 바퀴 반 돌려서 빼주세요.

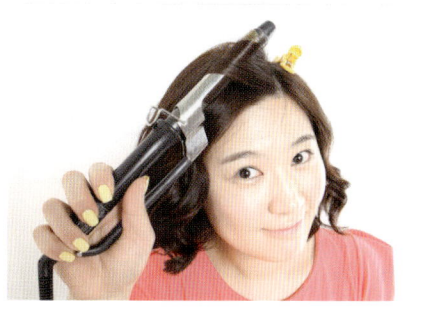

6 마지막으로 앞머리 부분은 옆으로 넘기면서 같은 방법으로 돌려서 빼주세요.

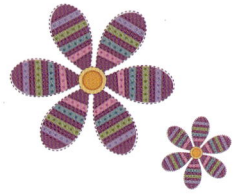

미디엄 스타일링 ❺

코사지 반묶음

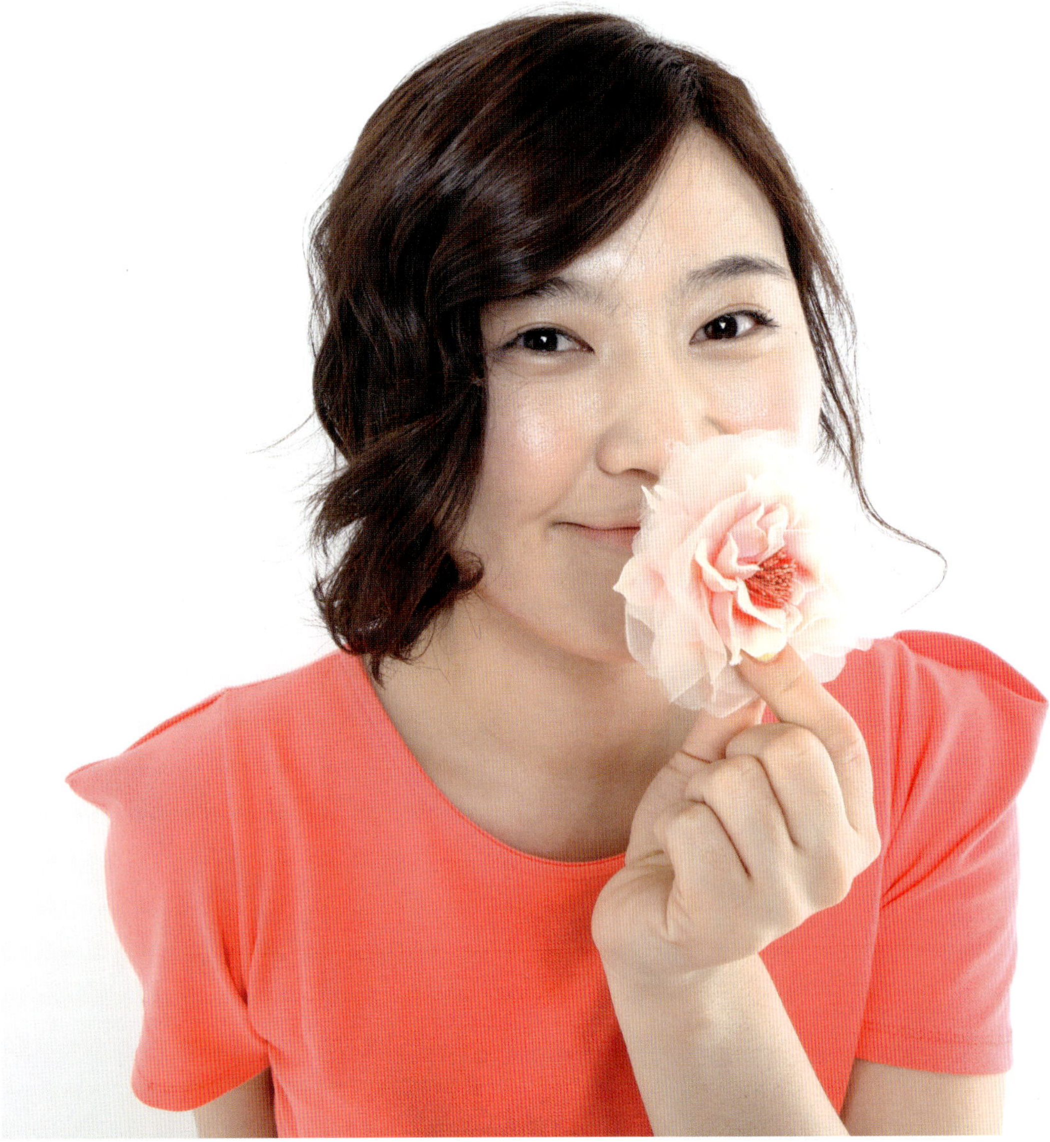

차홍의 Self Advice
옆모습과 뒷모습을 돋보이게 하는 코사지 포인트예요.

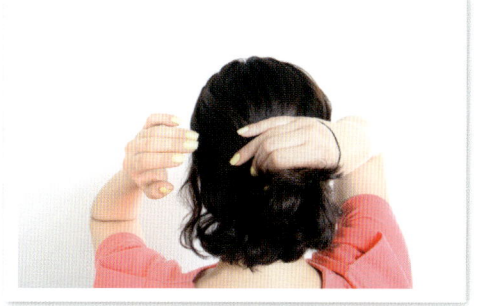

1 묶을 머리를 절반 정도로 잡아주세요. 헤어라인 앞 부분은 빼내어 주세요.

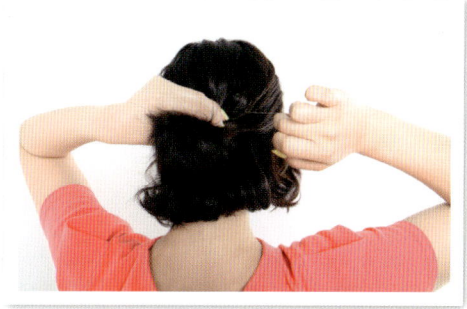

2 고무줄을 이용하여 머리를 반묶음 해주세요.

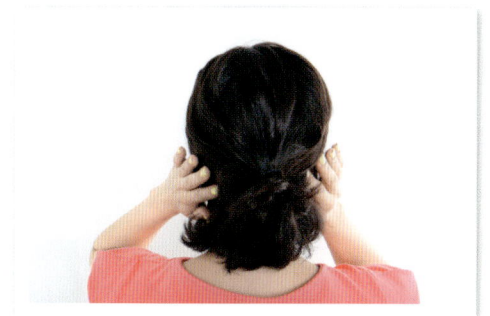

3 사진과 같이 잘 묶였나요?

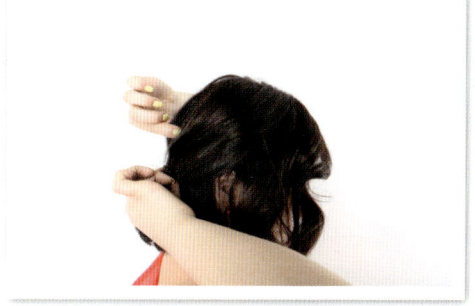

4 묶은 후에는 예쁜 두상으로 표현하기 위해 조금씩 머리카락을 빼내어 줍니다.

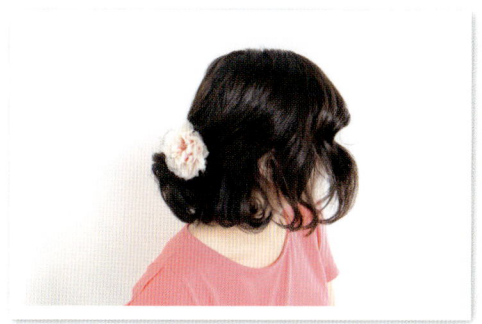

5 꽃 코사지를 이용하여 사랑스러운 이미지를 연출해 주세요.

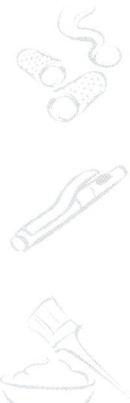

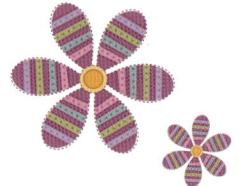

스카프 활용 1
리본 스카프

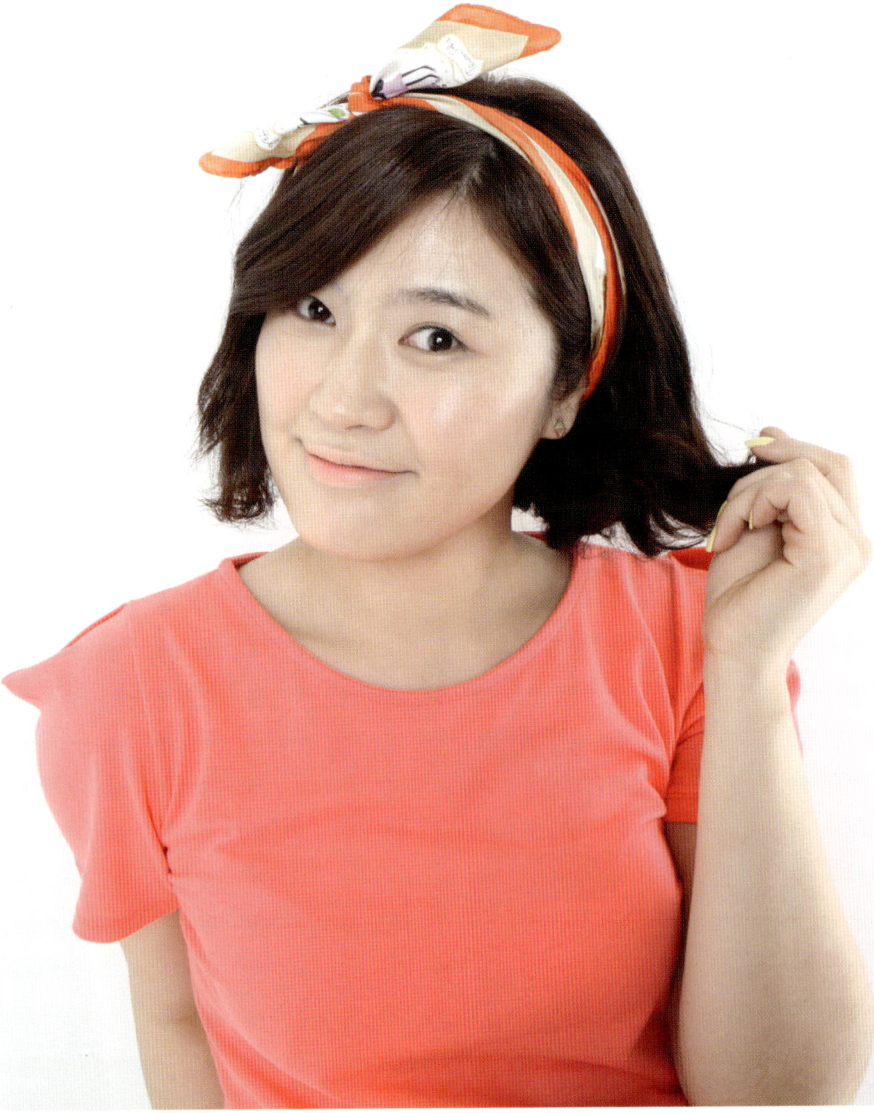

미디엄 스타일링 ❻

차홍의 Self Advice
큰 스카프로도 깜찍하게 연출할 수 있어요. 이때 포인트는 앞 라인에 흘러내리는 머리를 남겨둔다는 거예요.

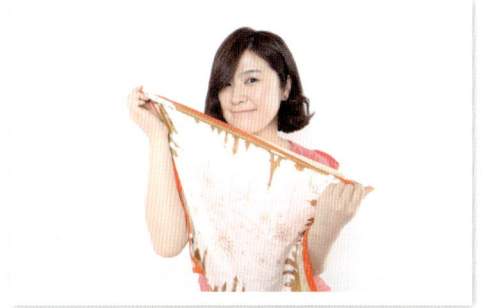

1 널찍하고 큰 스카프를 준비해 주세요.

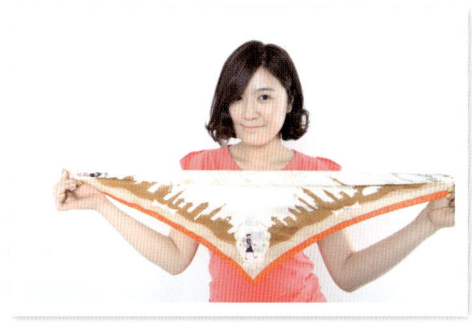

2 스카프를 반으로 접어주세요.

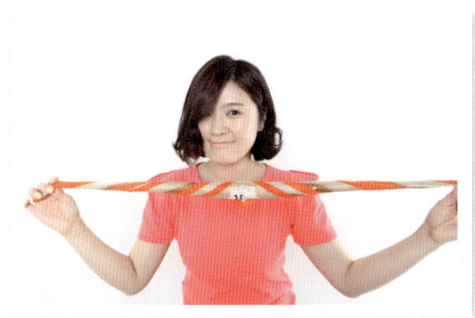

3 떼굴떼굴 스카프를 말아줍니다.

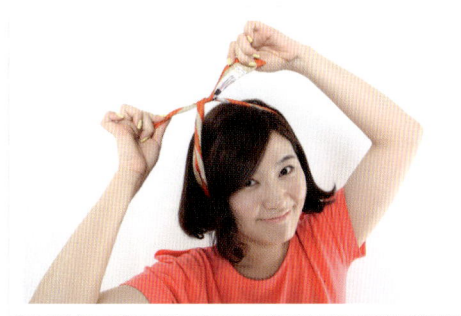

4 앞 라인 머리카락을 빼두고, 뒷목에서 머리 위쪽으로 스카프를 묶어주세요.

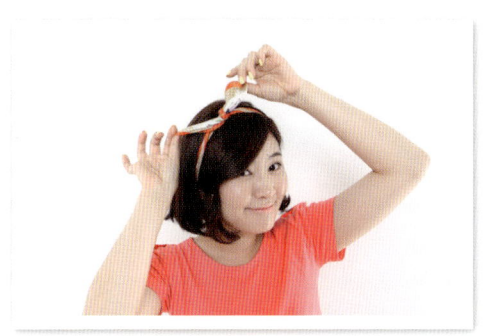

5 예쁜 리본 모양으로 잡아주어 마무리하세요.

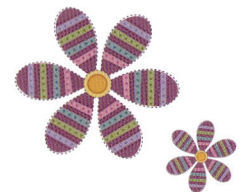

스카프 활용 2
시크 스카프

미디엄 스타일링 ❼

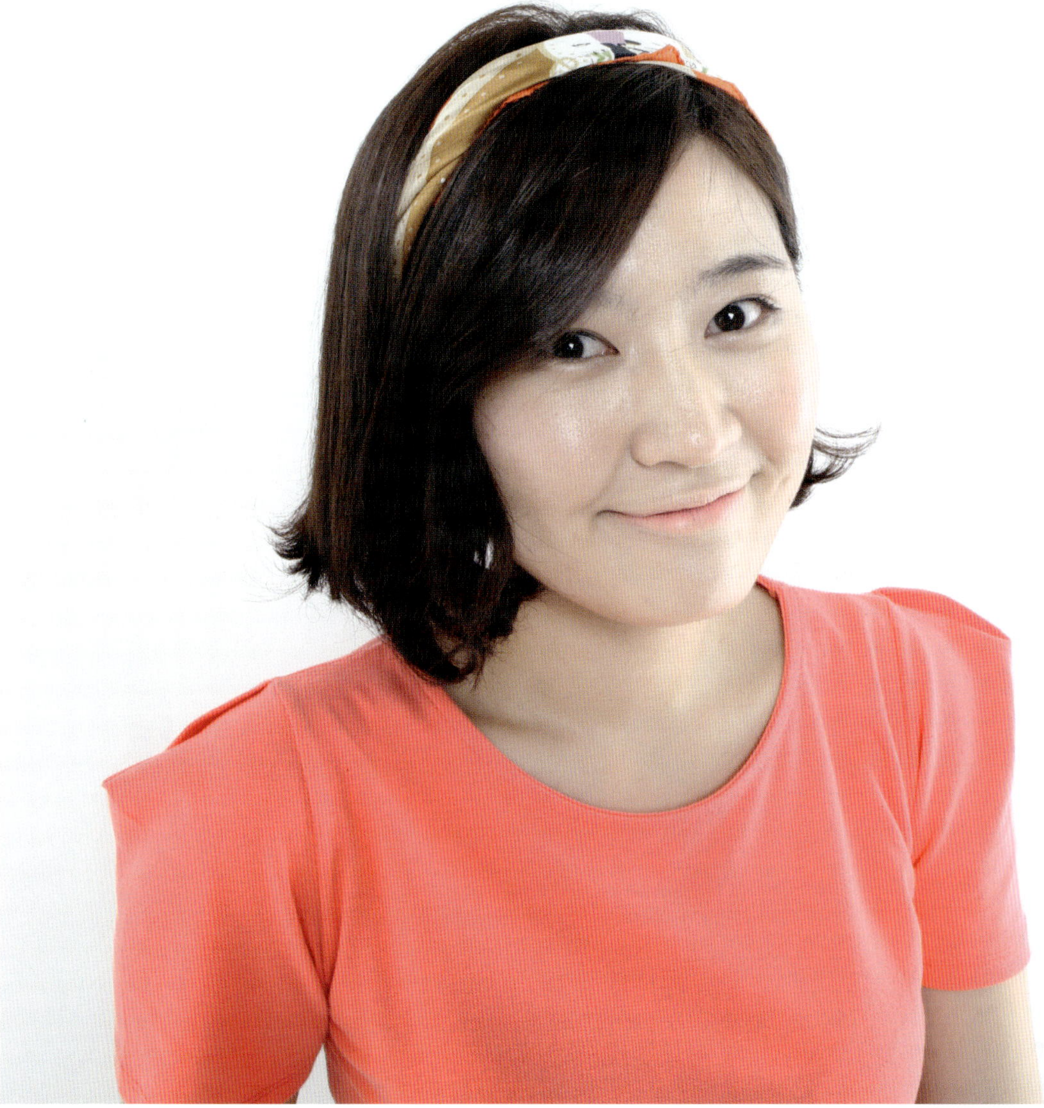

차홍의 Self Advice
앞머리나 잔머리는 내추럴하게 빼내어 주세요. 밑으로 묶으면 여성스럽고, 위로 묶으면 귀엽고 산뜻한 느낌을 줍니다.

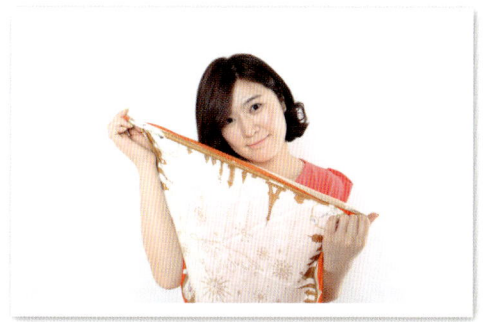

1 역시 스카프를 준비해 주세요.

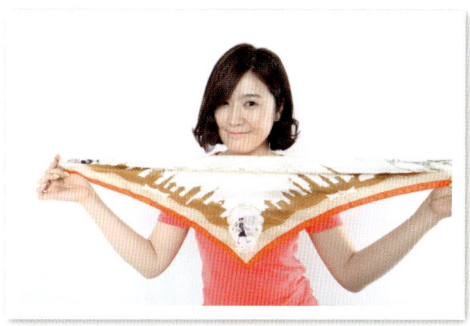

2 스카프를 반으로 접어주세요.

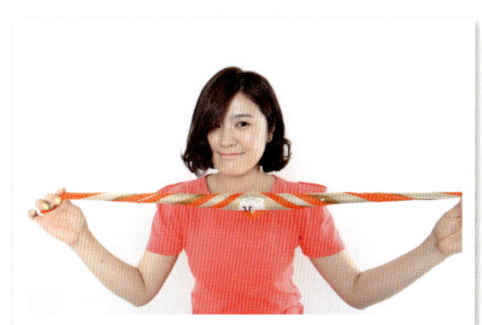

3 떼굴떼굴 스카프를 말아줍니다.

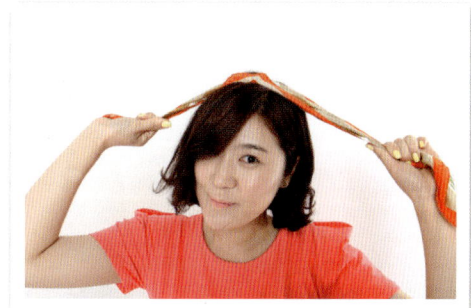

4 말린 스카프 가운데를 정수리에 대주세요.

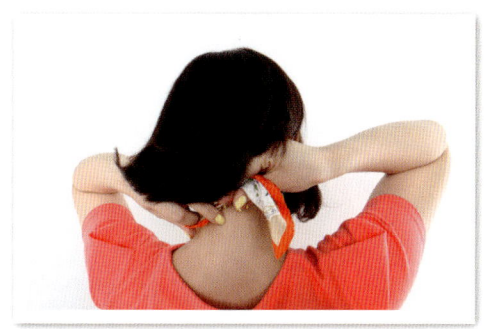

5 네이프에서 묶어주세요.

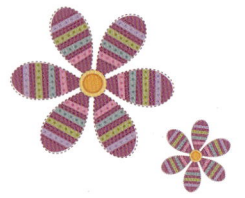

미디엄 스타일링 ❽

헤어라인 섀딩

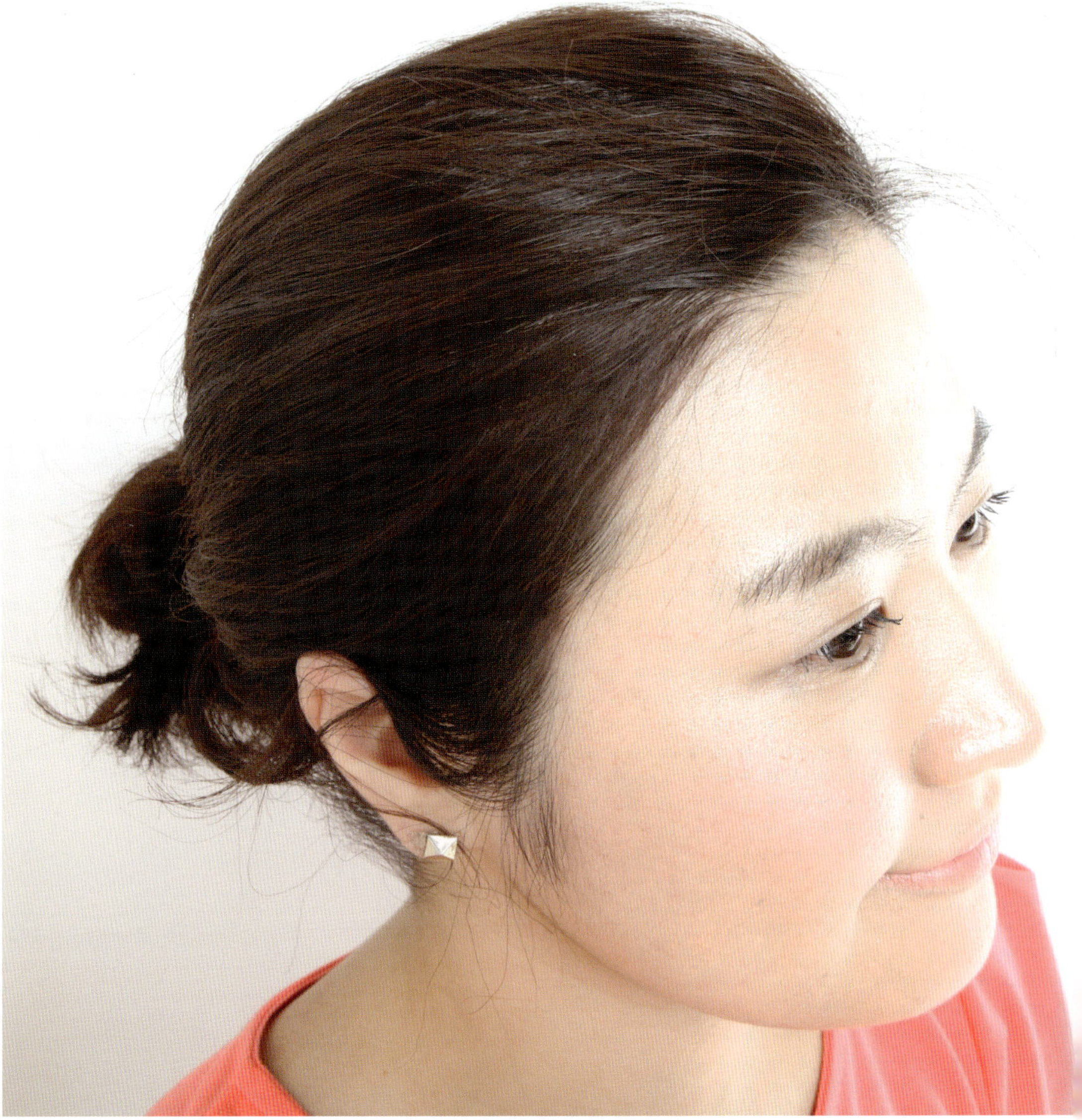

차홍의 Self Advice
너무 진하게 바르면 역효과가 생길 수 있어요. 헤어에 어울리는 적절한 색으로 섀딩해 주세요.

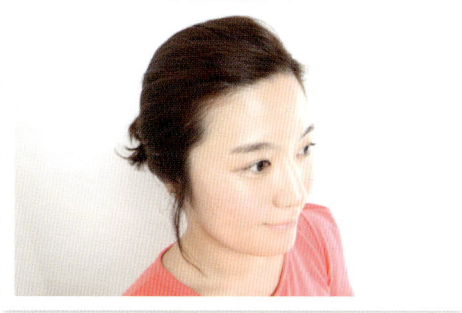

1 머리를 가르마 없이 올백으로 만들어 주세요.

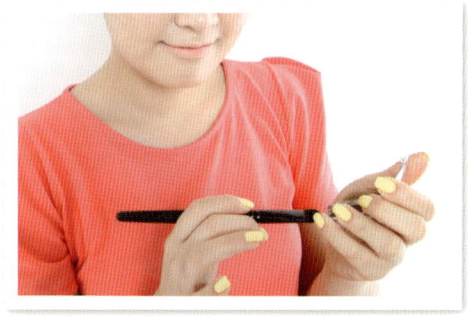

2 다크브라운 헤어 전용 섀도와 브러시를 준비해 주세요.

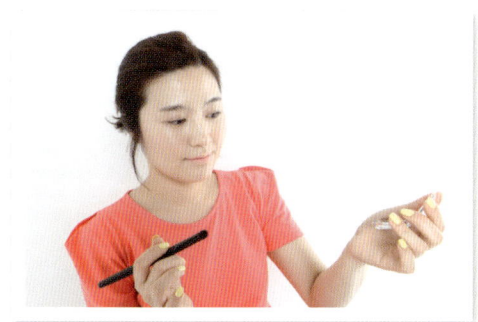

3 브러시를 섀도에 묻힌 뒤 조금씩 여러 번 톡톡 털어주세요.

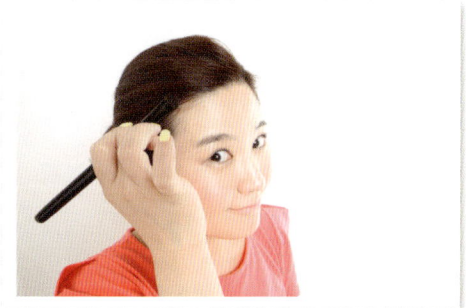

4 이마의 삼자 라인을 최대한 가리면서 안쪽부터 섀딩해 주세요.

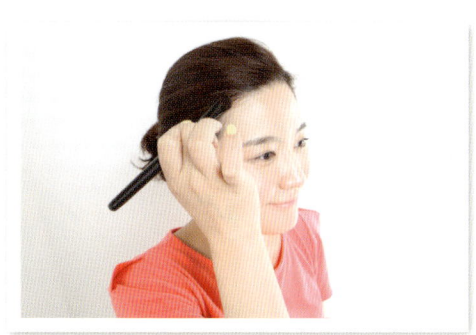

5 얼굴형에 어울리는 이마 모양으로 섀딩해 주세요.

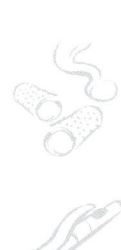

안경 포인트 연출

*Before

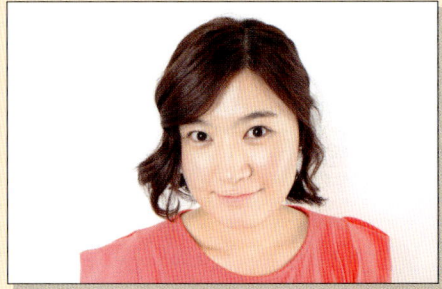

*After

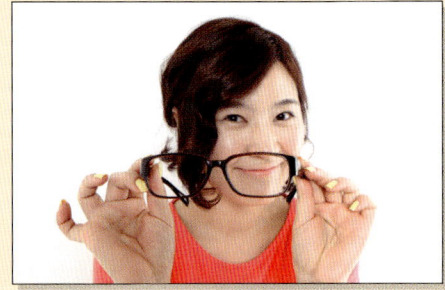
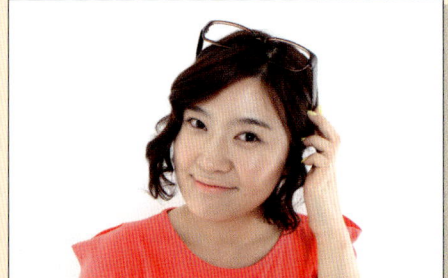
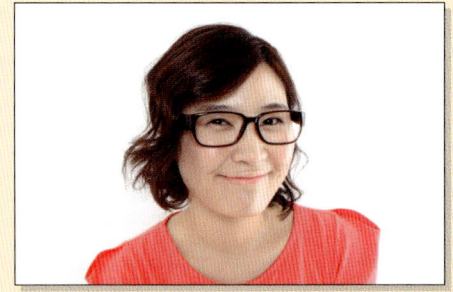

차홍의 Self Advice

눈에 쓰기만 했던 안경, 집에 찾아보면 하나쯤은 뿔테 안경이 있을 텐데요. 반묶음 머리에 안경을 얹어보세요. 약간 심심해 보였던 스타일에 좀 더 이지적인 이미지가 더해집니다.

헤어 액세서리 포인트

*Before
*After

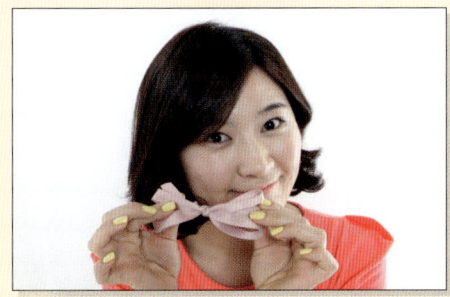
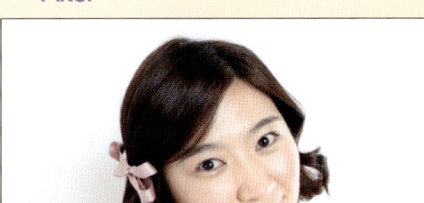

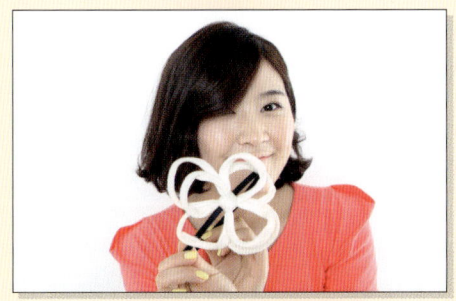
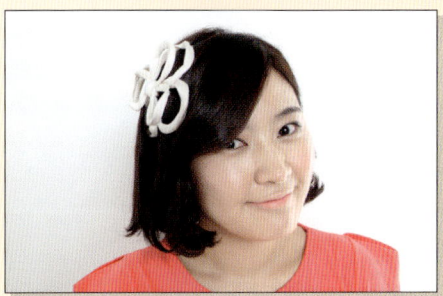

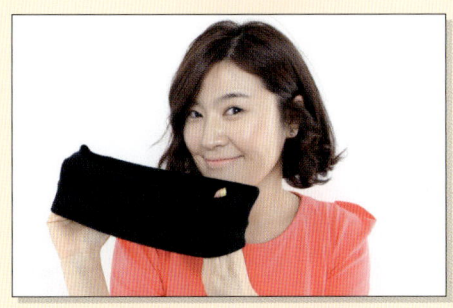
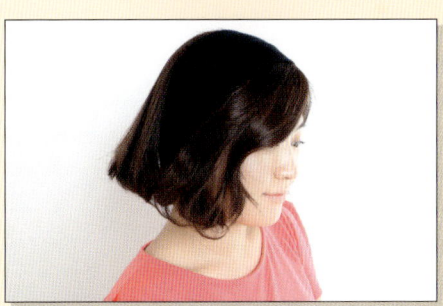

차홍의 Self Advice

리본핀으로 어려 보이면서 귀여운 스타일을 연출했어요. 가끔은 헤어밴드로 포인트를 주어요. 꽃 모양 헤어밴드로 사랑스러운 스타일을 완성할 수 있어요. 단발은 스타일링할 게 없다고 고민하는데요. 어때요, 방법이 여러 가지죠?

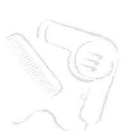
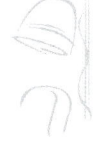
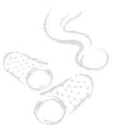
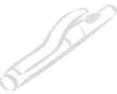

Chapter 6
남자친구 머리 셀프 대변신

❶ 깔끔한 스타일 ❷ 남자 머리 묶기 ❸ 내추럴 스타일 ❹ 텍스처 넣기 ❺ 시상식 머리 ❻ 소프트 베이비펌 ❼ 하드 왁스 바르기 ❽ 소프트 왁스 바르기

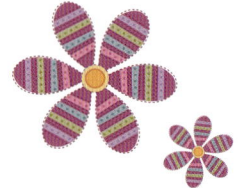

남자 셀프
스타일링
❶

깔끔한 스타일

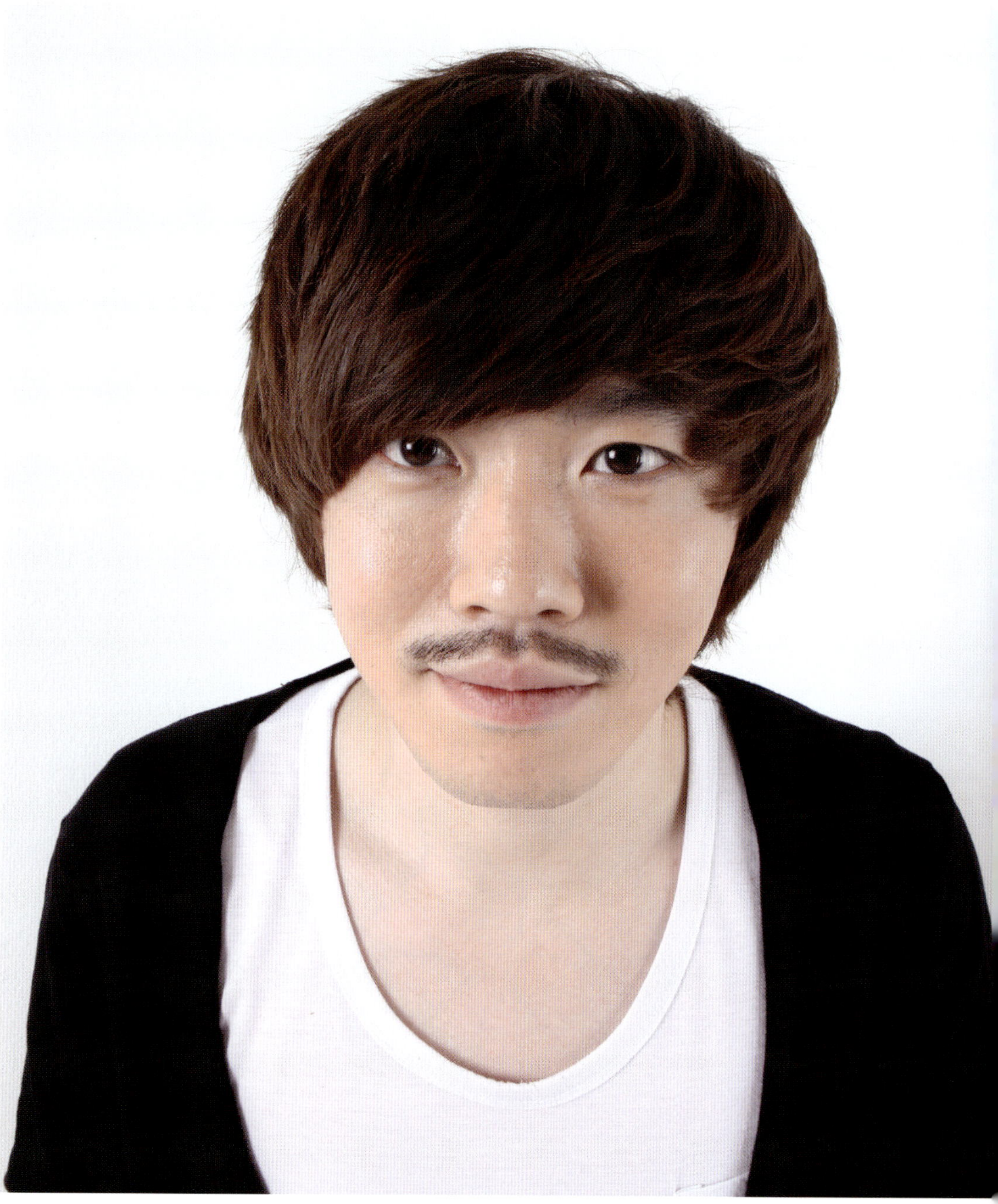

차홍의 Self Advice

곱슬기 없이 차분한 스타일을 원할 때 유용한 연출법이에요. 관자놀이 부분과 네이프 부분도 디테일하게 펴주세요. 특히 관자놀이 부분의 경우 위로 올라갈수록 각도를 들어주는 것이 중요해요.

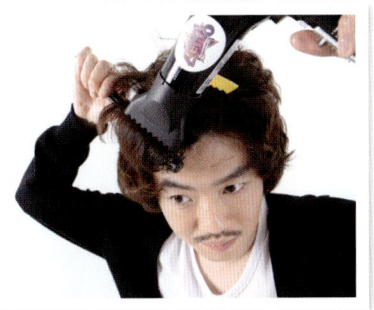

1 클립으로 윗머리를 고정해 주세요. 곱슬이 심하다면 매직기를 사용하기 전에 드라이어로 머리를 살짝 펴주세요.

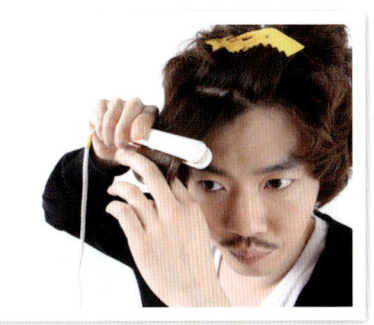

2 앞머리 라인부터 매직기를 이용하여 머리를 펴주세요.

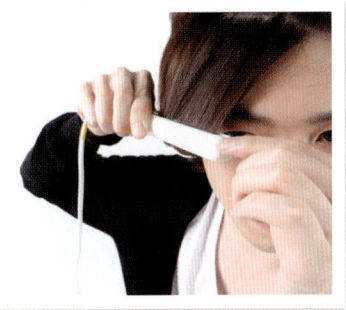

3 앞머리가 뻗치지 않도록 안으로 살짝 구부리면서 펴면 됩니다.

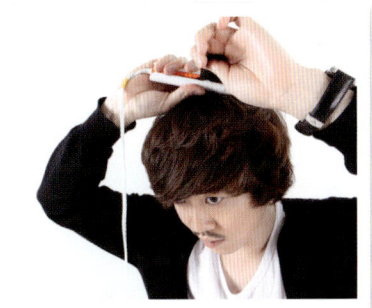

4 윗머리는 90도로 들어서 잡고 매직기로 꼭 펴주세요.

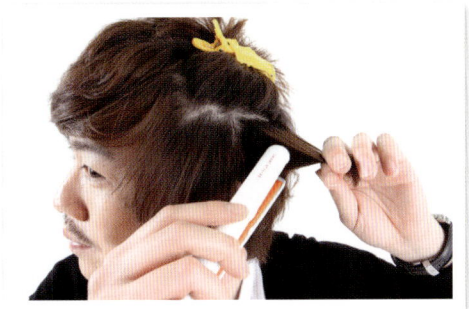

5 사이드 머리도 섹션을 나누어 디테일하게 매직기로 펴주세요.

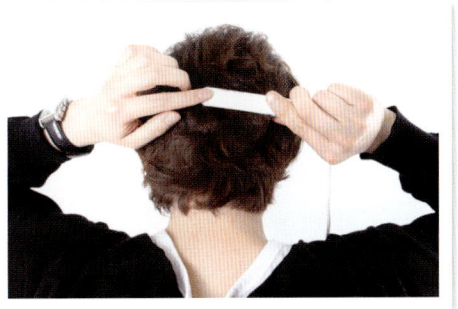

6 크라운 부분은 볼륨을 살려 둥글게 굴리면서 펴면 완성이에요.

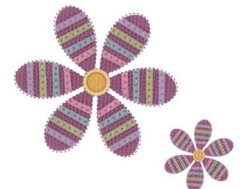

남자 셀프 스타일링 ❷

남자 머리 묶기

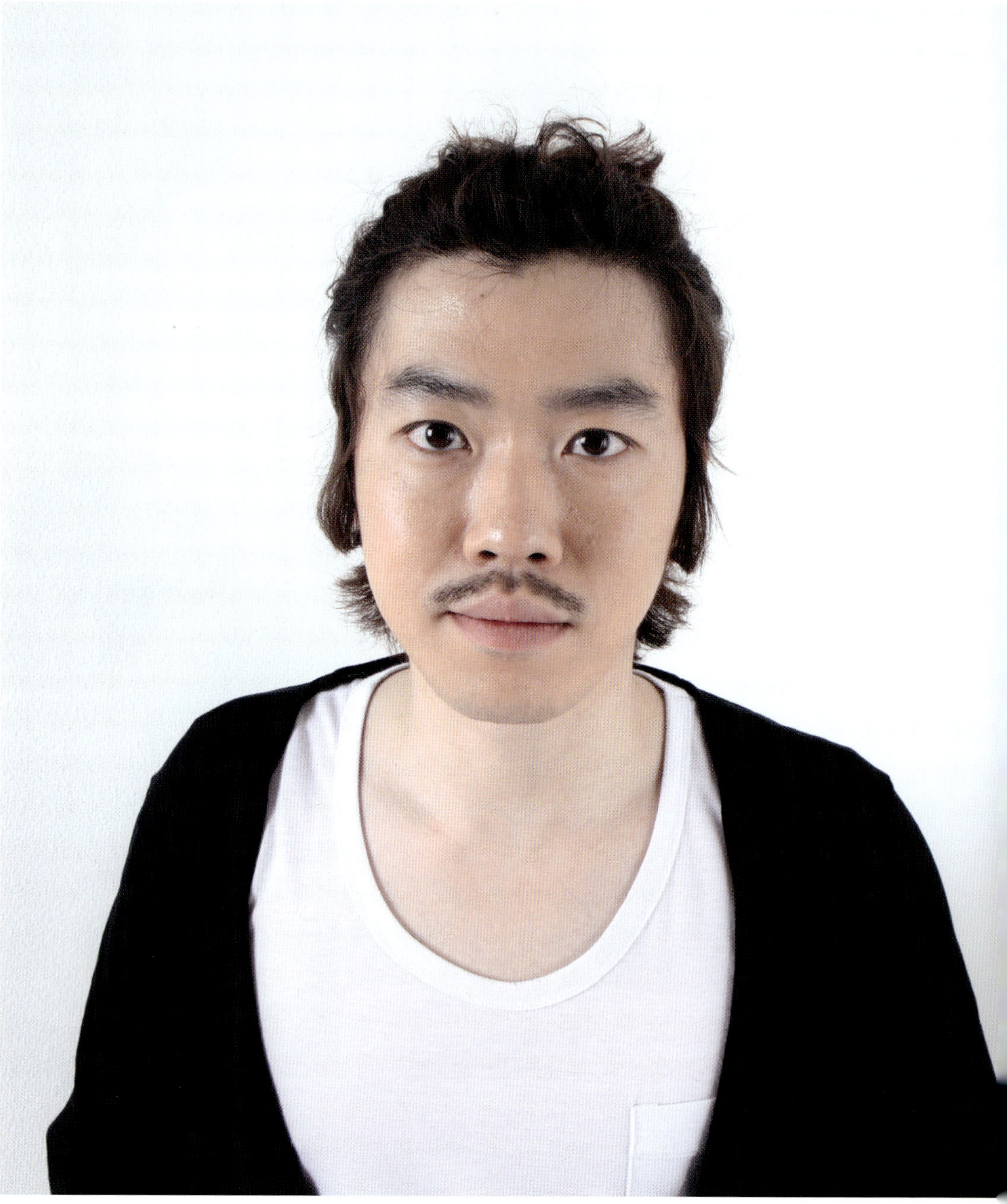

차홍의 Self Advice

남자 머리 묶기 스타일링에는 곱슬기 있는 상태의 컬 헤어가 더 좋아요! 생머리는 매직기를 이용하여 살짝 머리를 말아서 볼륨을 살려주세요. 구레나룻은 살짝 남겨 자연스런 느낌을 만듭니다.

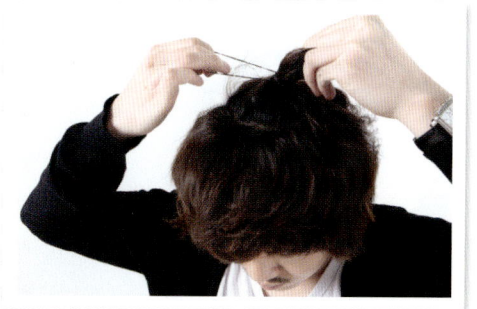

1 가마를 중심으로 할로 섹션을 상단으로 잡고, 검은 고무줄을 이용하여 단단하게 고정해 주세요.

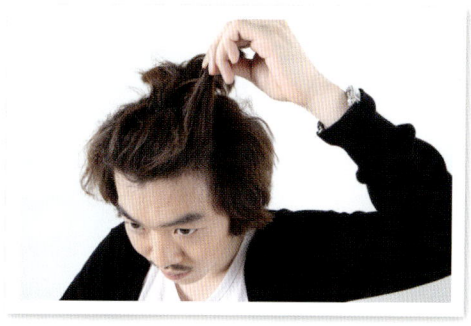

2 앞머리를 잡아서 뒤로 넘긴 후, 살짝 앞으로 밀어 볼륨을 살려주세요.

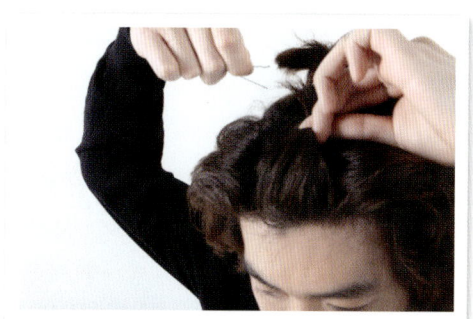

3 중핀을 이용하여 크로스로 머리를 단단히 고정해 주세요.

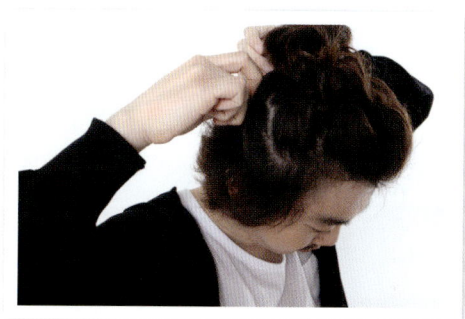

4 관자놀이 부분의 모발도 살살 돌리면서 뒤로 넘겨주고 실핀으로 고정해 주세요.

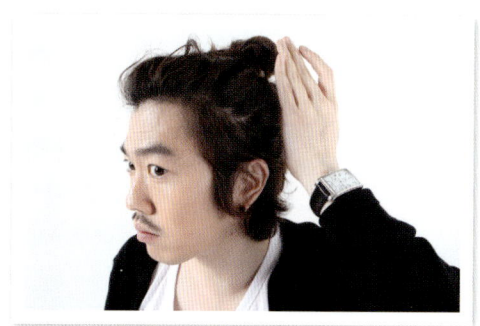

5 전체적으로 잔머리를 빼면서 모양을 잡아주세요.

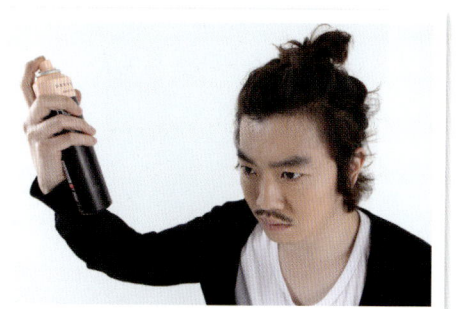

6 고정 스프레이를 뿌려주면 완성이에요.

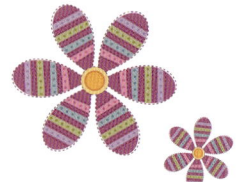

남자 셀프
스타일링 ❸

내추럴 스타일

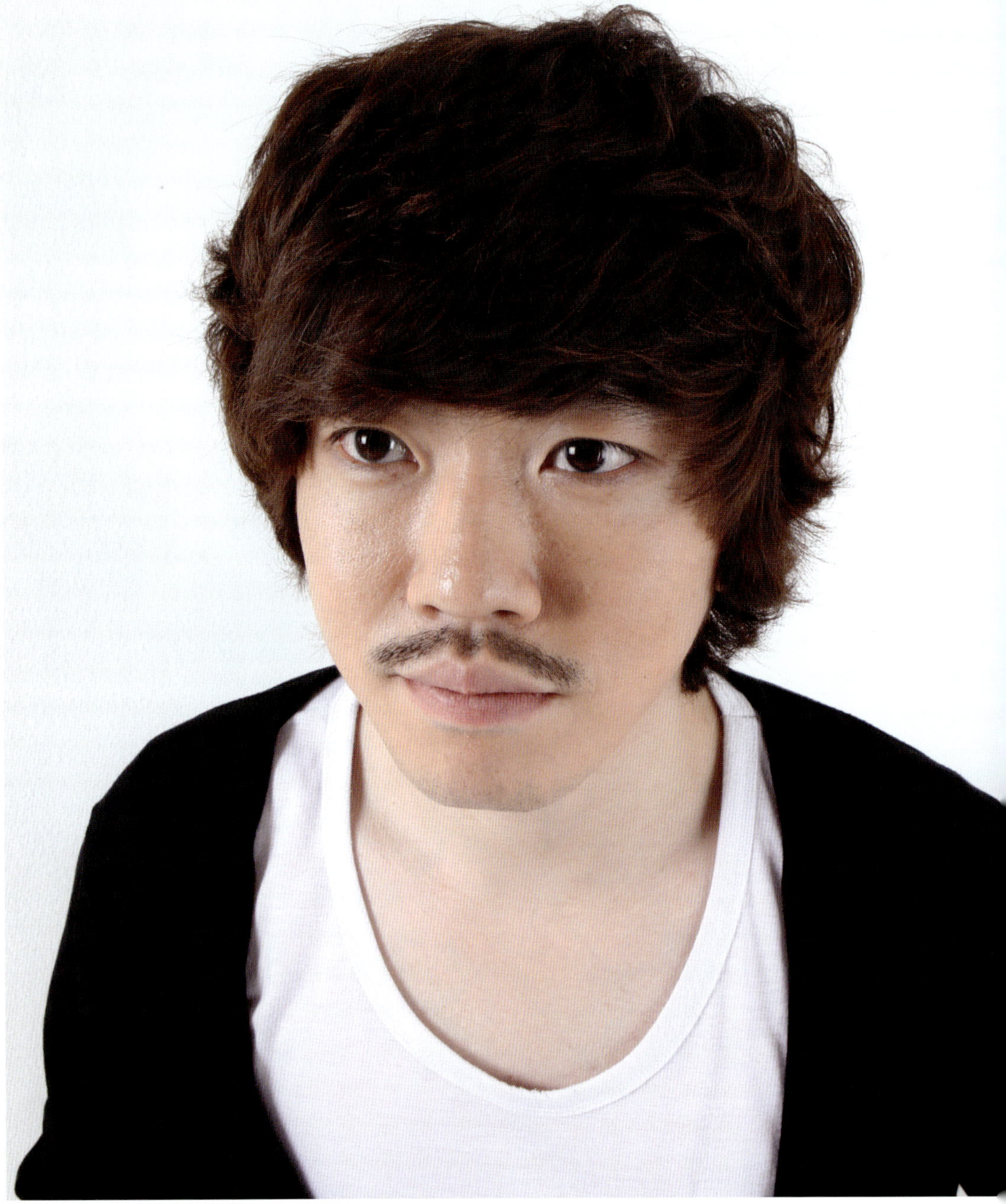

차홍의 Self Advice
밋밋한 모양의 볼륨 없는 머리에 하면 스타일을 살릴 수가 있어요! 드라이는 열을 주는 것보다 식히는 것이 더 중요합니다.

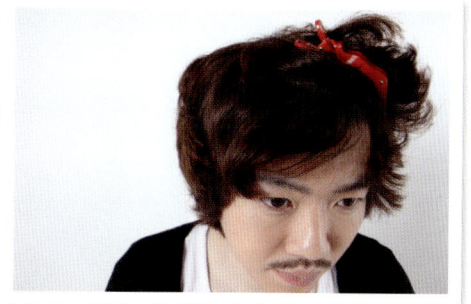

1 사진과 같이 앞머리 부분에 섹션을 잡아주세요.

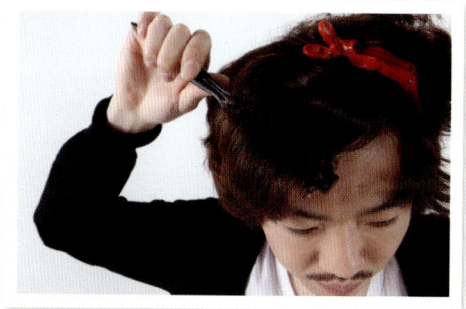

2 브러시를 이용하여 사선으로 볼륨을 넣어주세요.

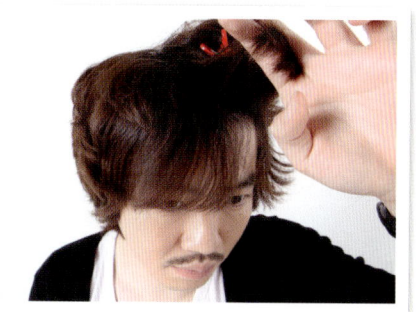

3 두세 번째 손가락을 이용하여 볼륨 넣을 앞머리를 잡아주세요.

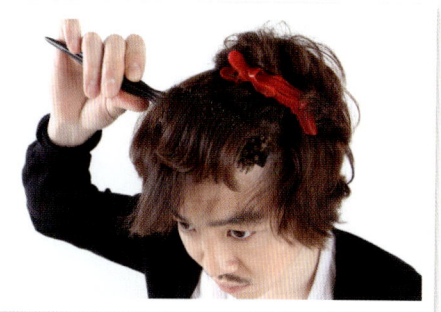

4 드라이어를 이용하여 블로우 드라이를 해주세요. 이때 브러시를 사이드 방향으로 빼면서 자연스런 결을 만들어 주세요.

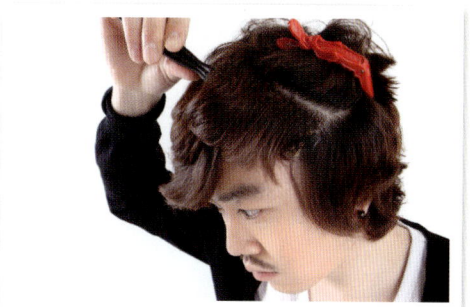

5 관자놀이 부분도 앞으로 보내면서 드라이 해주세요.

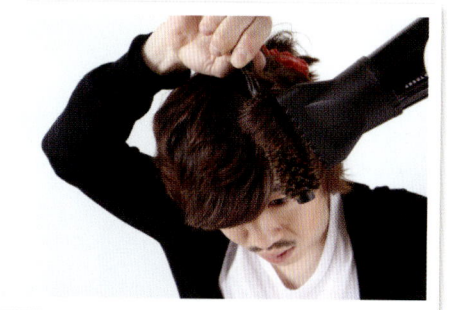

6 이와 같은 방법으로 크라운까지 해주세요.

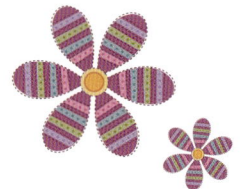

| 남자 셀프 스타일링 ❹

텍스처 넣기

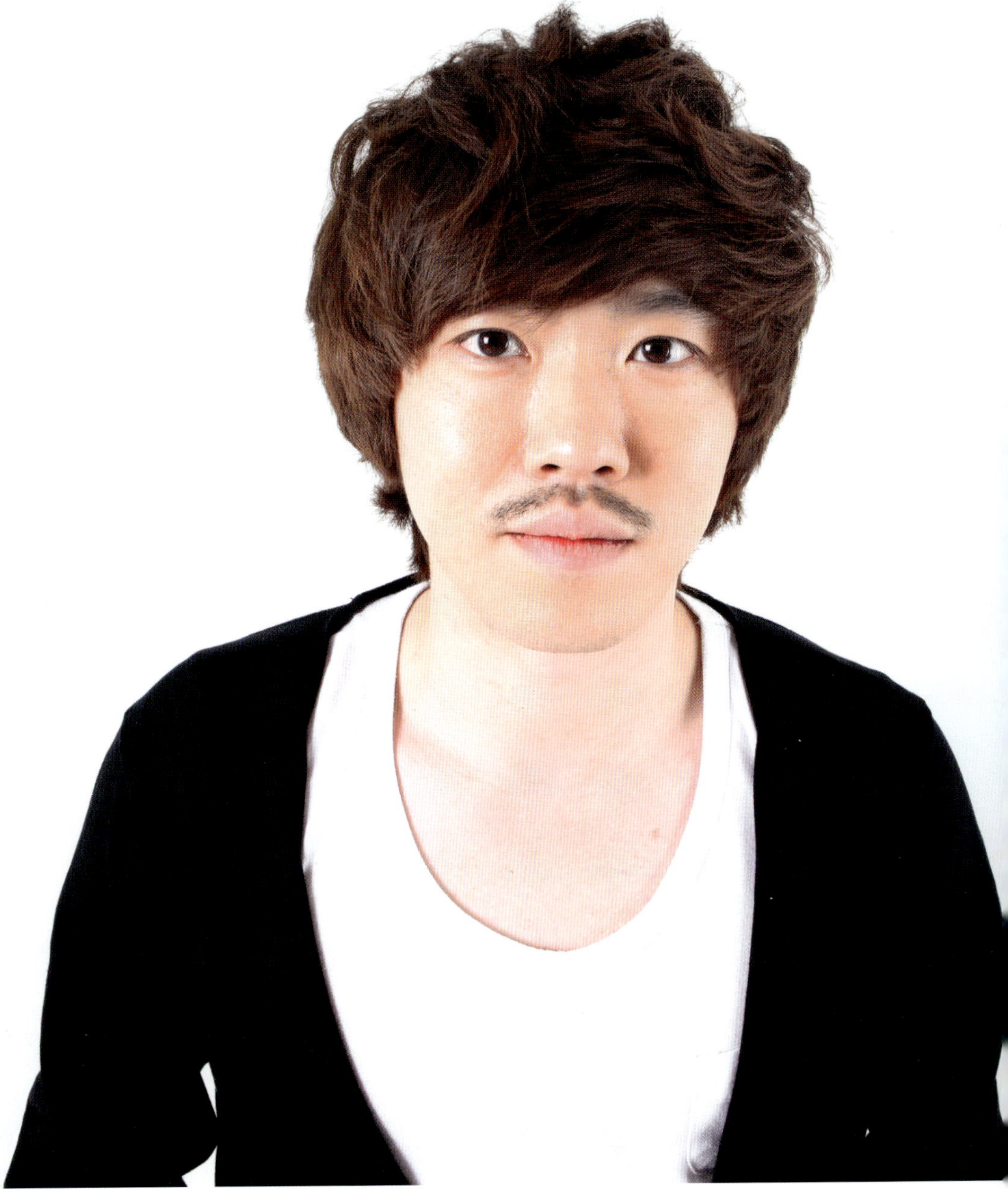

차홍의 Self Advice
드라이어와 왁스를 사용해
볼륨을 살릴 수 있어요.

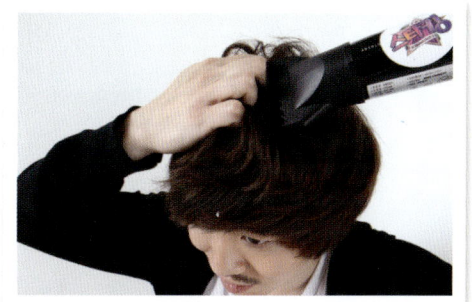

1 손에 계란을 쥐듯이 동그랗게 모양을 내어 앞머리 부분을 꽉 쥐세요. 뜨거운 바람을 2~3초 동안 준 다음 7초 정도 식혀주세요.

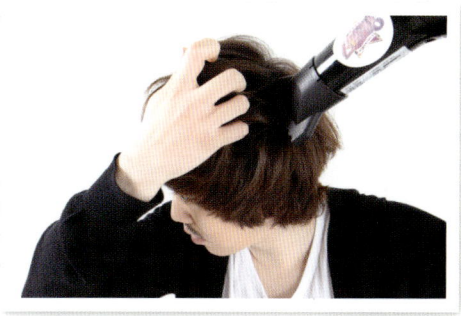

2 크라운, 가마 부분도 똑같이 해주세요. 볼륨을 더하기 위해 각도를 올려서 잡아주세요.

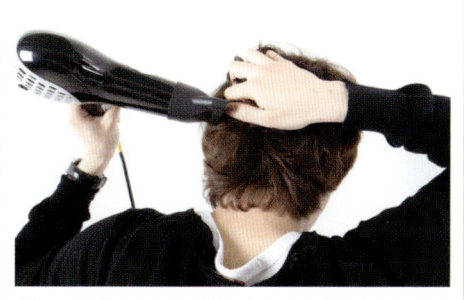

3 뒤통수 부분을 살리기 위해 역시 같은 방법으로 볼륨을 내면서 머리를 구겨주세요.

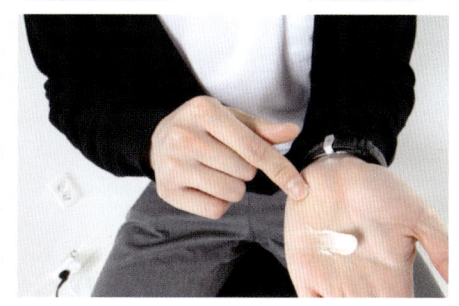

4 왁스는 적당량을 덜어서 손바닥에 비벼주세요.

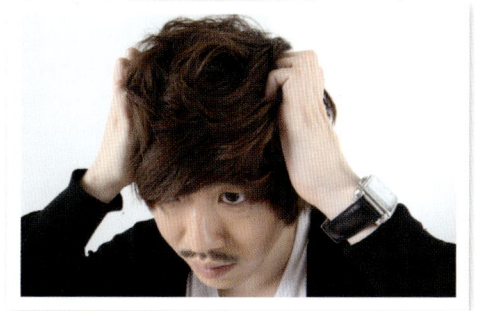

5 마치 물기를 털듯이 바르면서 구겨주고, 다시 한 번 질감을 살려줍니다.

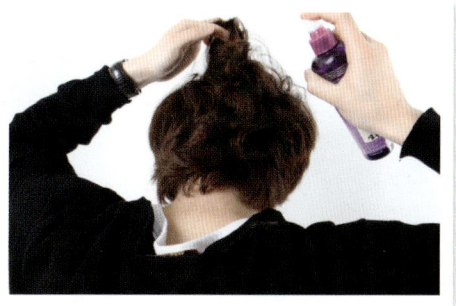

6 스프레이로 고정해요. 이때 볼륨을 위해 뿌리 안쪽으로 조금만 뿌려주세요.

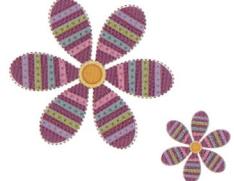

남자 셀프
스타일링
❺

시상식 머리

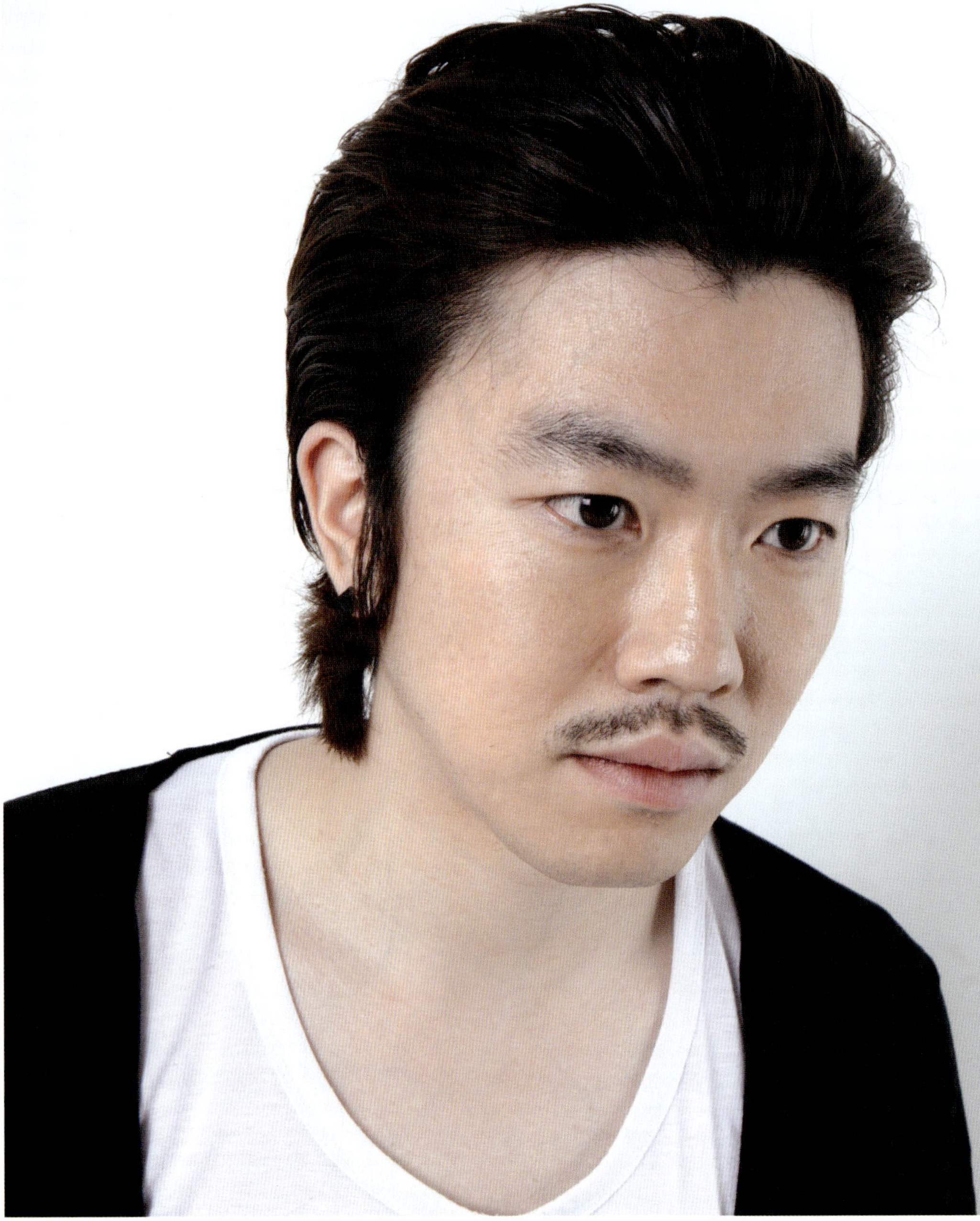

차홍의 Self Advice
뒷머리의 사이드는 머리가 자연스럽게 모아질 수 있도록 손질합니다.

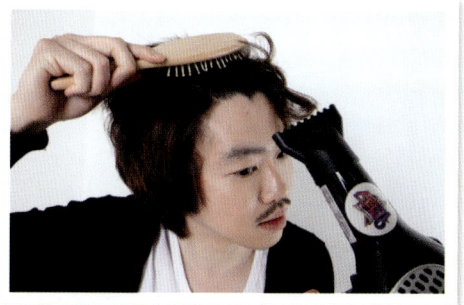

1 먼저 우드브러시와 같이 굵고 큰 브러시와 드라이어를 이용하여 머리를 전체적으로 뒤로 넘겨주세요.

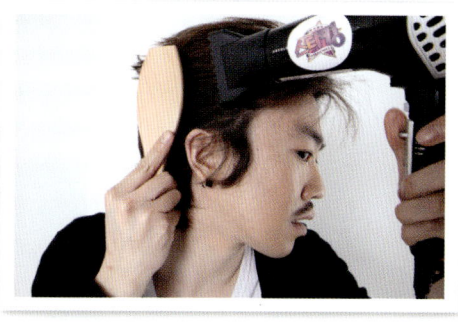

2 사이드에서 뒤로 넘어가는 부분은 뜨지 않게 붙이면서 넘겨주세요. 네이프 부분도 두피 가까이 밀착시키면서 브러싱 해주세요.

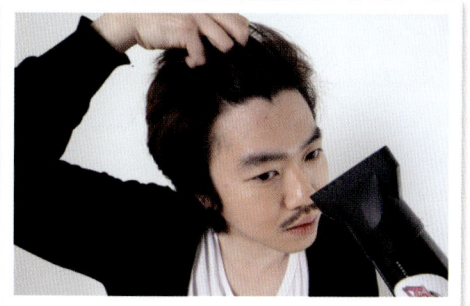

3 브러싱이 끝나면, 손을 이용해 볼륨을 추가해 주세요.

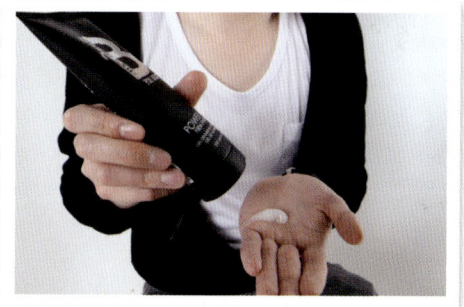

4 적당량의 젤을 덜어 손바닥에 골고루 펴주세요.

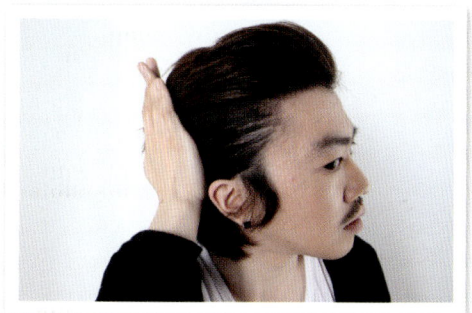

5 윗머리부터 젤을 도포하고, 옆머리는 타이트하게 붙여 주세요. 뒷머리는 볼륨을 살리기 위해 살짝 들어올려 주세요.

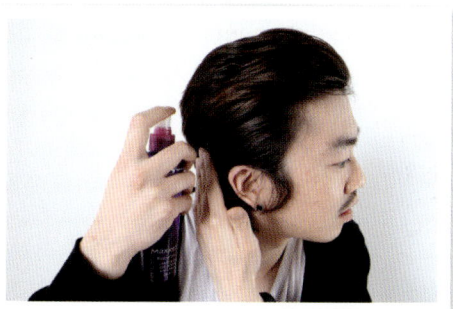

6 귀 뒷머리는 가장 뜨는 부분이므로 스프레이를 이용하여 강력하게 고정해 주세요.

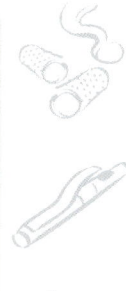

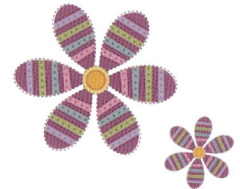

남자 셀프
스타일링
❻

소프트 베이비펌

차홍의 Self Advice

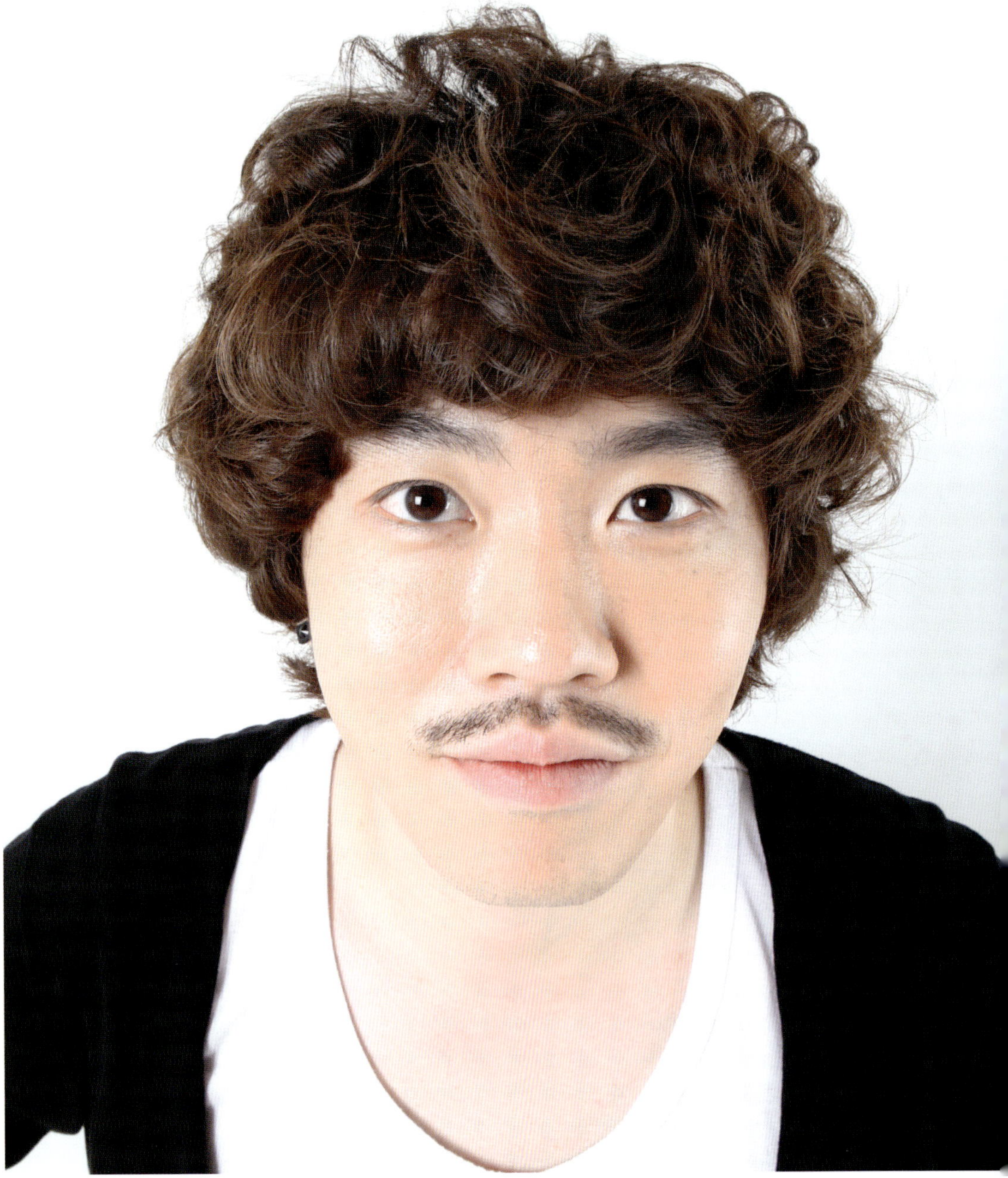

매직기는 세라믹 코팅이 된 제품을 사용해 주세요. 중국산 저가 제품을 사용하면 머리카락이 타거나 매끄럽지 못한 스타일이 나올 수 있어요. 하드 왁스를 사용하면 머리카락이 엉키므로 베이비펌 스타일링에는 꼭 소프트 왁스를 이용해 주세요.

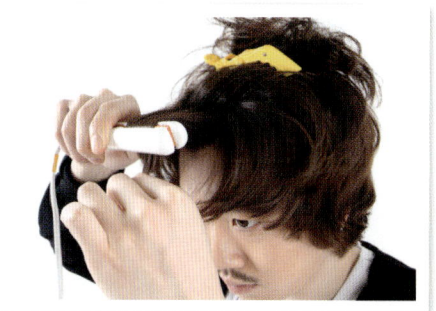

1 앞머리 섹션을 나누고, 매직기를 반 바퀴 돌리면서 앞머리에 컬을 주세요.

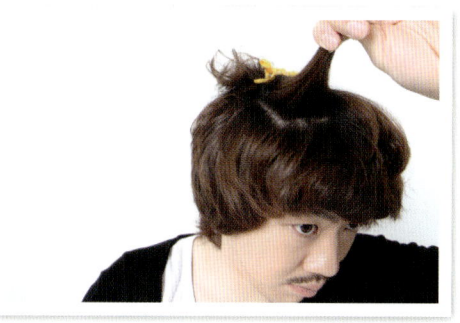

2 탑 부분은 각도를 들어서 스타일링해 주세요. 매직기를 반 바퀴에서 한 바퀴 이상 돌리며 컬을 넣어주세요.

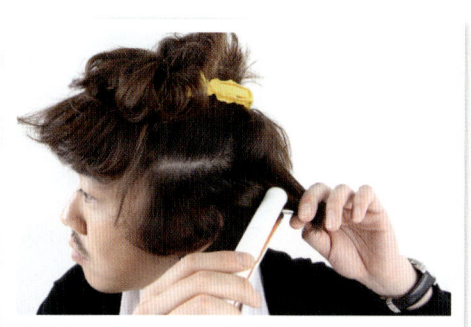

3 사이드는 반 바퀴 이하로 말아서 너무 말리지 않는 느낌을 주도록 합니다. 반대 사이드도 마찬가지예요.

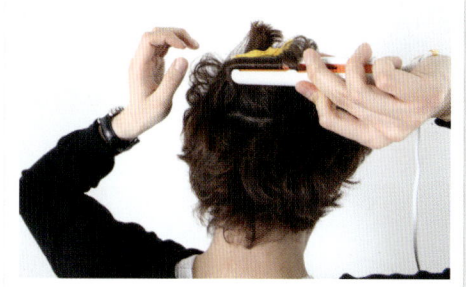

4 가마 부분은 최대한 각도를 세워 스타일링해 주세요.

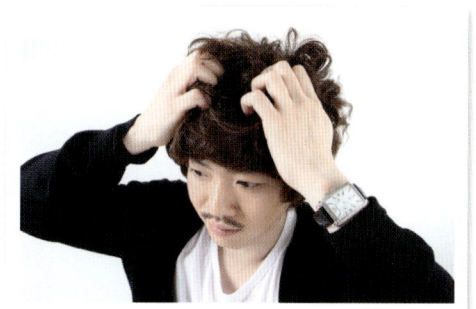

5 소프트 왁스를 손에 펴 바르고, 모발을 구기듯이 하여 좀 더 자연스럽고 모던한 질감을 표현해 주세요.

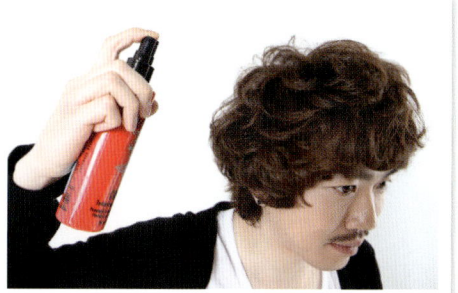

6 스프레이 왁스로 마무리하면 완성이에요.

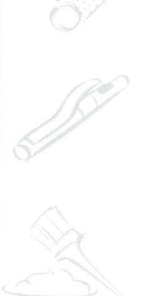

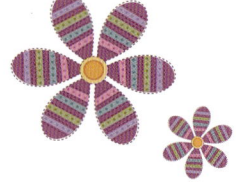

남자 셀프
스타일링
❼

하드 왁스 바르기

차홍의 Self Advice
모발 끝을 중심으로 골고루 도포해 주세요.

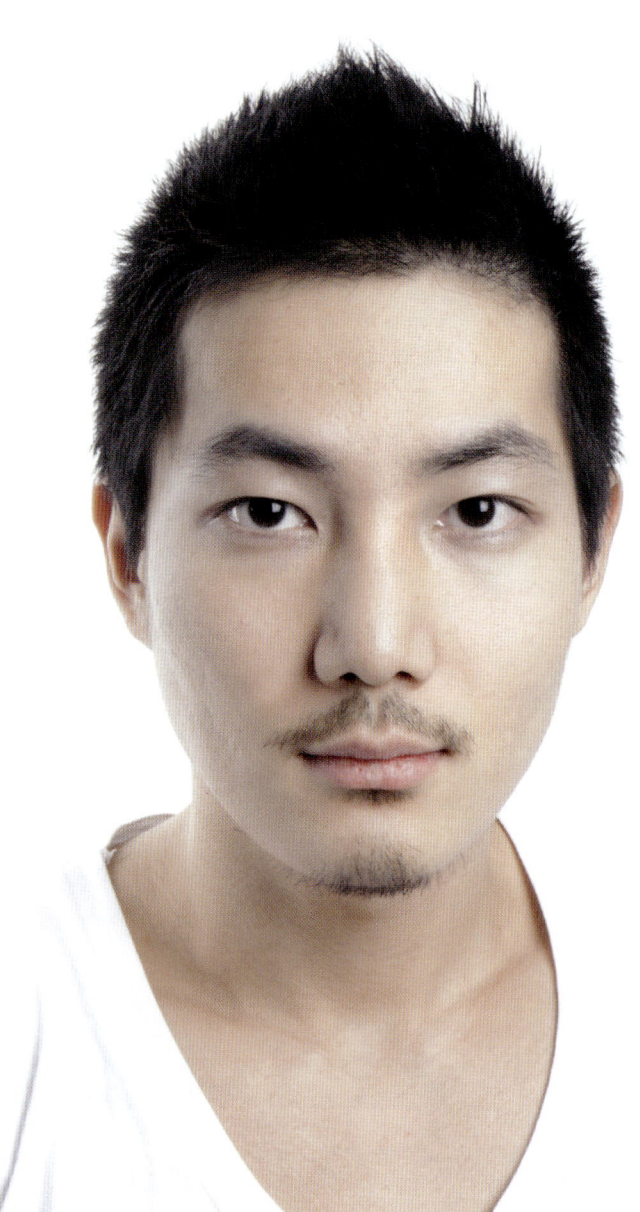

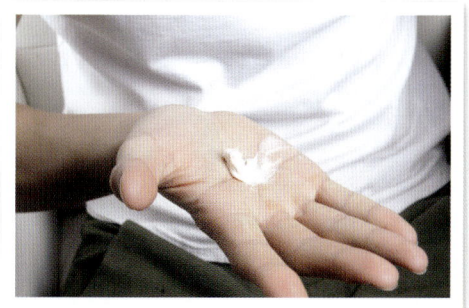

1 50원 동전 크기의 절반만큼 왁스를 덜어내어 손바닥에 골고루 도포합니다. 너무 비비면 왁스가 뭉칠 수 있으니 주의합니다.

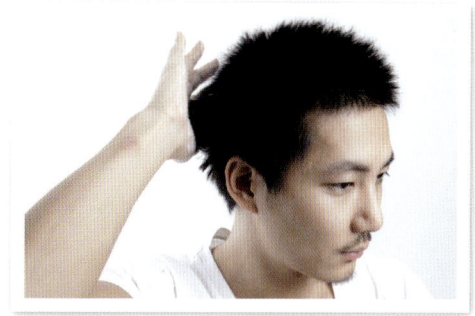

2 뒷머리부터 털듯이 모발 끝을 중심으로 골고루 도포합니다.

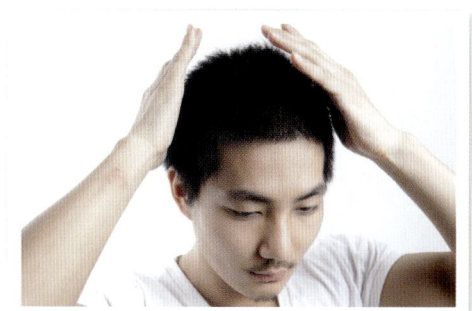

3 가마부터 털듯이 모발 끝을 중심으로 골고루 도포합니다.

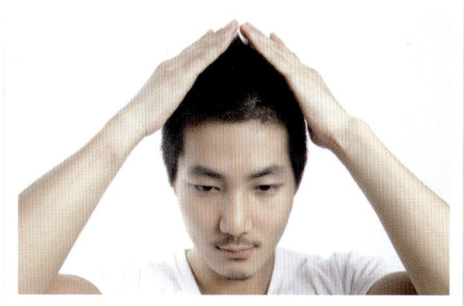

4 모히칸 스타일을 원한다면 양손을 중앙으로 모으면서 형태를 잡아줍니다. 엄지와 검지를 이용하여 손가락을 꼬면서 질감을 만들어 갑니다.

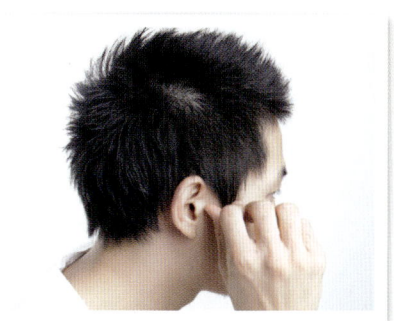

5 앞머리 디테일은 거울을 보면서 형태와 스타일에 맞게 연출합니다. 마지막으로 양쪽 구레나룻의 머리를 정돈합니다.

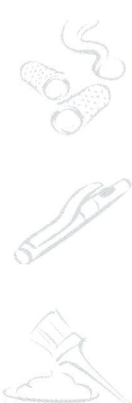

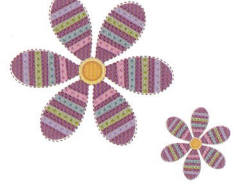

남자 셀프
스타일링
❽

소프트 왁스 바르기

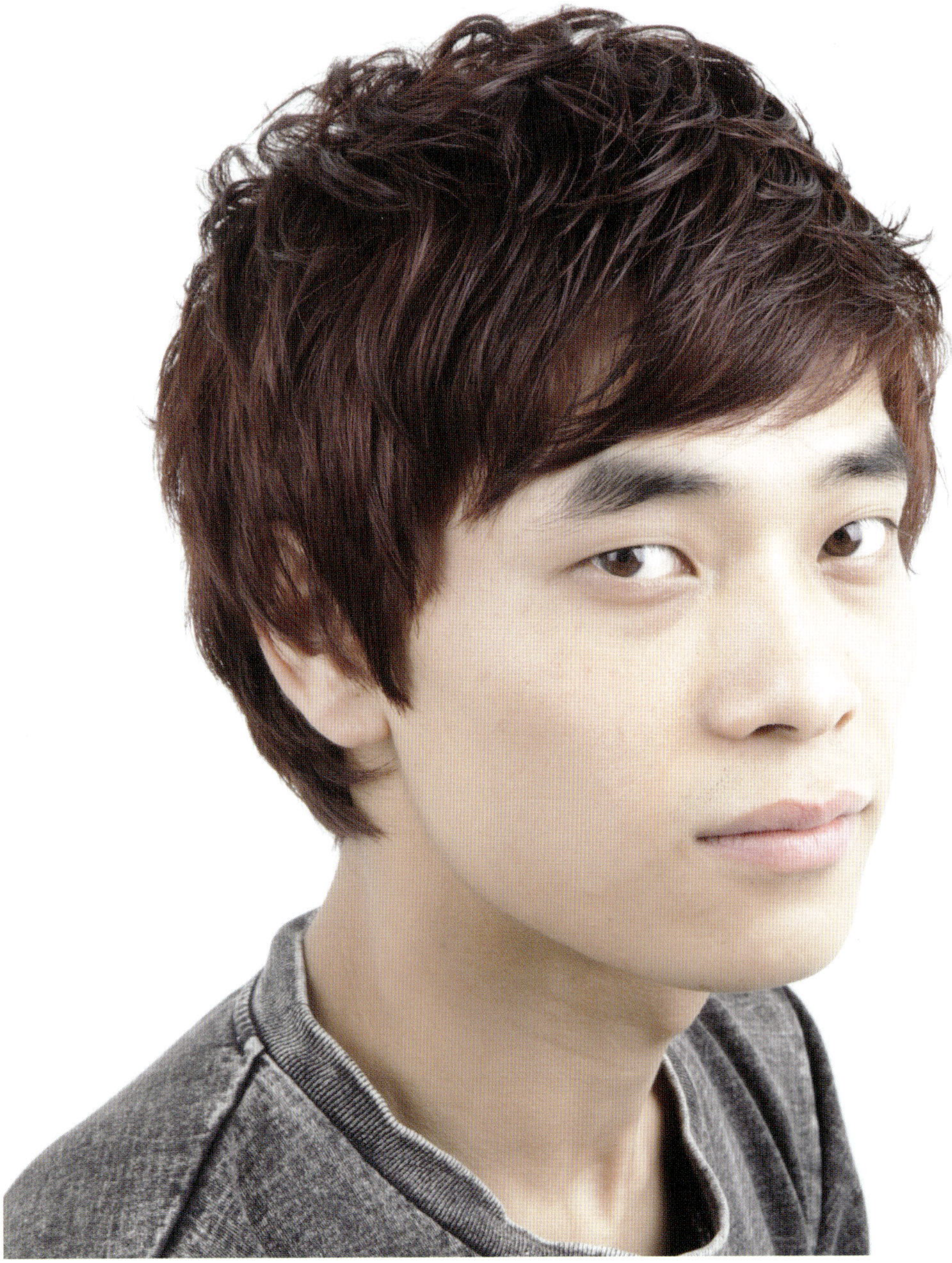

차홍의 Self Advice
손톱이 긴 경우, 왁스를 손톱 위로 덜어내면 왁스가 손톱 사이에 남지 않아요.

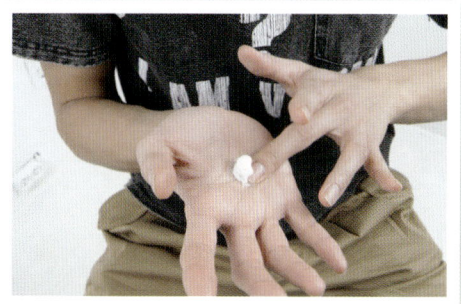

1 중지를 이용하여 왁스를 살짝 덜어냅니다.

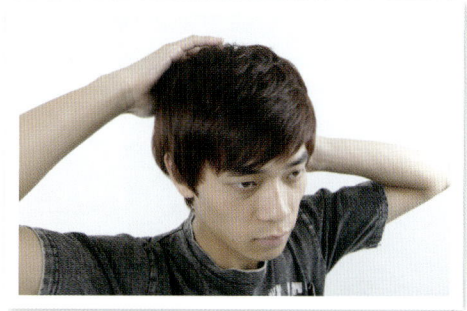

2 마치 머리를 털듯이 뒤쪽에서 앞쪽으로 가면서 왁스를 도포합니다. 너무 뿌리 쪽으로 도포하지 말고 모발 겉에만 도포해 주세요.

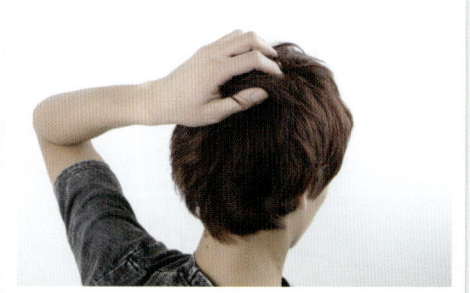

3 전체적인 도포가 끝나면 손바닥에 남은 왁스로 가마 부분을 움켜쥡니다. 이는 두상 뒷부분의 볼륨을 살리는 가장 편하고 좋은 방법입니다.

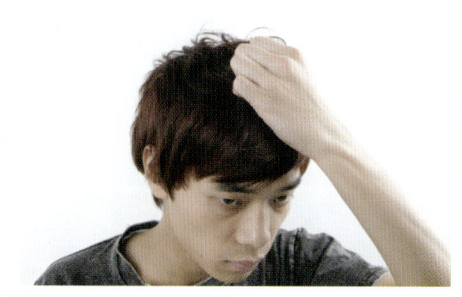

4 윗머리 역시 볼륨을 살리기 위해 살짝 쥐면서 왁스를 도포합니다.

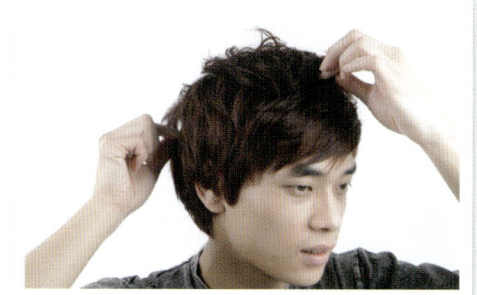

5 남은 왁스가 있다면 손가락을 이용하여 디테일하게 질감을 만듭니다. 손에 왁스가 남아 있지 않다면 살짝만 새로 덜어냅니다.

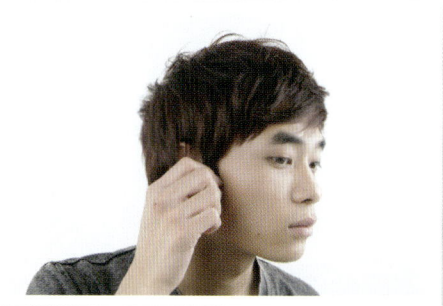

6 주로 엄지와 검지를 이용하여 질감을 만들고 앞머리도 거울을 보면서 스타일링합니다. 마지막으로 구레나룻 부분은 볼륨을 죽이면서 두피에 붙입니다.

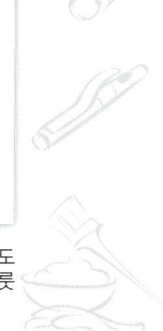

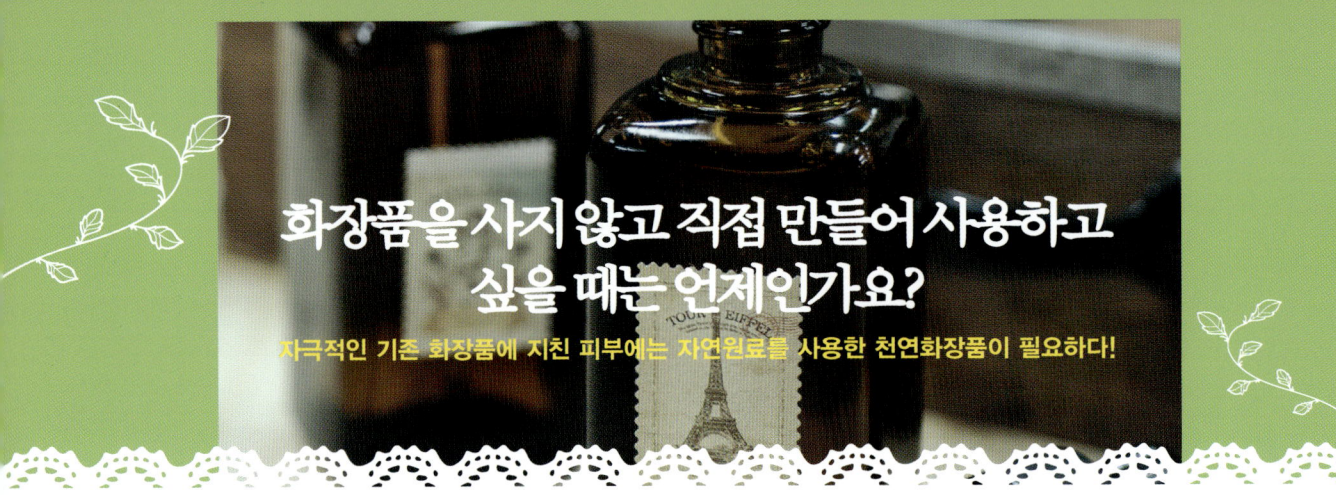

화장품을 사지 않고 직접 만들어 사용하고 싶을 때는 언제인가요?

자극적인 기존 화장품에 지친 피부에는 자연원료를 사용한 천연화장품이 필요하다!

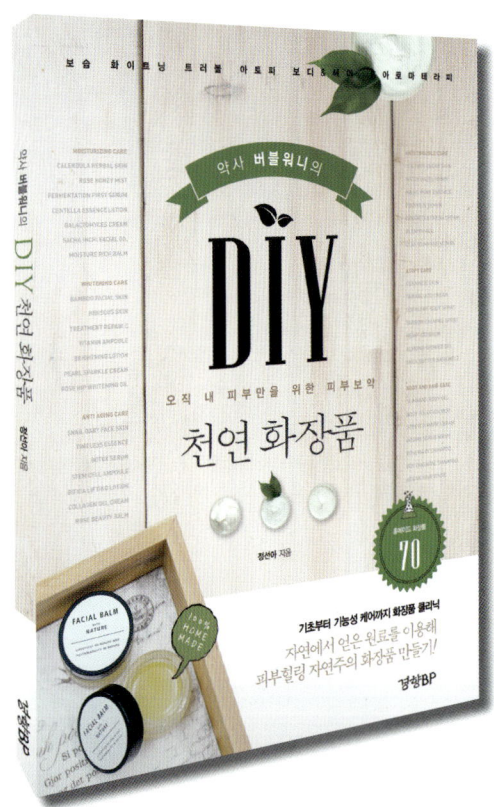

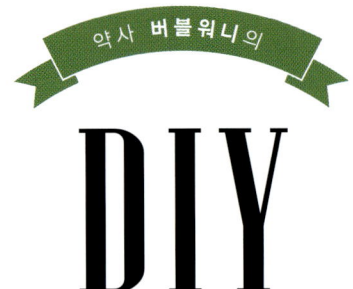

약사 버블워니의

DIY
오직 내 피부만을 위한 피부보약
천연 화장품

이 책에는 약사이자 아로마테라피스트로 활동 중인 저자 버블워니가 피부 보습부터 화이트닝, 안티에이징, 안티트러블 케어, 아토피 케어 제품뿐만 아니라 보디&헤어 케어, 홈 아로마테라피 제품까지 우리에게 꼭 필요한 모든 화장품의 레시피를 담았다. 기존 화장품들의 원료 성분이 뭔지 몰라 찝찝했다면, 비싼 명품 화장품 가격이 부담스러웠다면, 내 가족들에게도 믿고 발라줄 수 있는 화장품이 필요했다면 해답은 내가 직접 만드는 천연화장품뿐이다!

 정선아 지음 | 166쪽 | 값 13,000원

"집밥 레시피,
이 책 한 권이면 거뜬하쥬?"

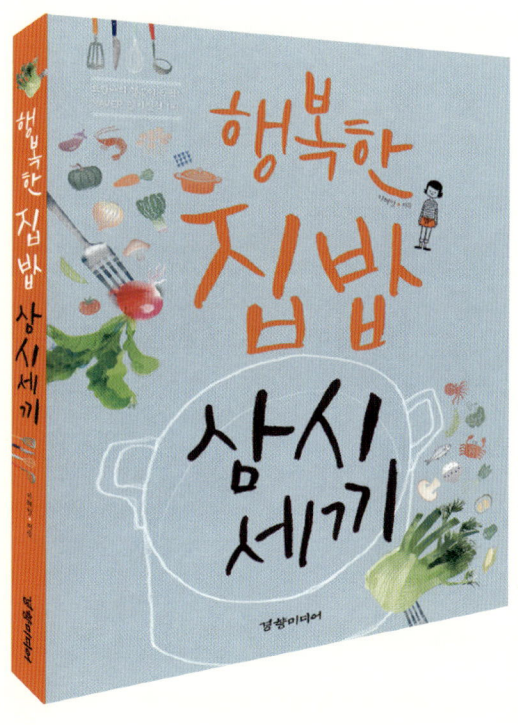

행복한 집밥 삼시세끼

이혜영 지음 | 268쪽 | 14,500원

집밥은 손수 고른 재료들로 직접 요리해 먹기 때문에 가장 투명하게 운영되는 오픈 키친과도 같다. 좋은 재료를 골라 손질하고 요리해 먹는 즐거움은 혀뿐만 아니라 온몸을 기쁘고 행복하게 할 것이다. 내 몸이 좋아하는 〈행복한 집밥 삼시세끼〉 레시피. 엄선된 재료, 엄선된 레시피로 시작해보자!

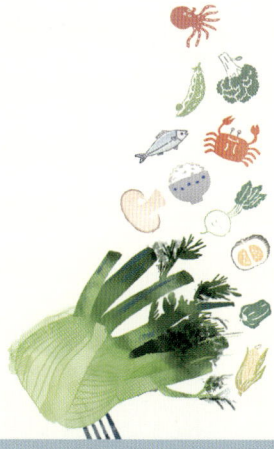

얼굴도 몸매도 '착하게' 예뻐지는 뷰티 시크릿이 여기에 모두 있다!
365일 티 안 나게 예뻐지자
고민 말고 아름다움을 내 얼굴에, 몸에 걸쳐라!

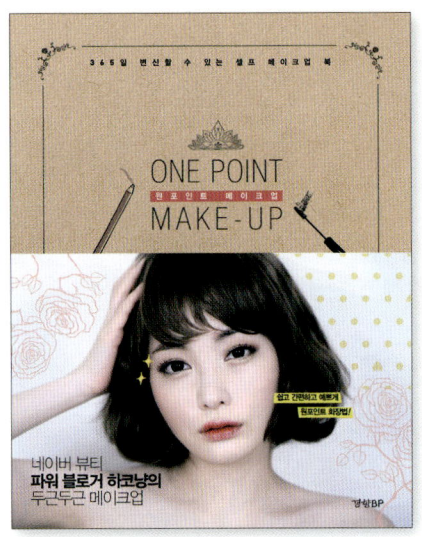

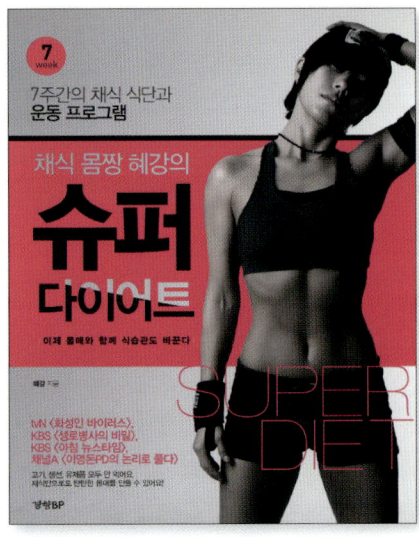

원포인트 메이크업

초보자에게 더 유용한 셀프 메이크업, 쉬운 메이크업 하코냥에게 배워라!

파워 블로거 '하코냥'이 메이크업을 시작하기 전 준비물부터 메이크업 브러시의 종류와 세척 방법, 기초 화장품을 바르고 지우는 법, 눈썹 그리기, 마스카라 종류와 선택법 등 수많은 화장품 앞에서 망설이는 초보자가 꼭 알아야 할 정보들을 짚어준다. 그리고 스킨, 아이, 립, 블러셔 등 한 곳에 포인트를 준 화장법을 소개한다. 자연스럽게 얼굴에 생기를 불어넣는 테크닉이 담겨 있다. 집에 묵혀 두었던 화장품을 꺼내 하나씩 따라 하다 보면, 러블리, 로맨틱, 큐트, 시크 등 색다른 분위기를 연출할 수 있다. 초보자에게 더 유용한 메이크업 테크닉으로 매일 새로운 나의 모습을 발견해 보자.

박미화 지음 | 216쪽 | 값 14,500원

슈퍼 다이어트 : 채식 몸짱 혜강의

7주간의 채식 식단과 운동 프로그램이 한 권에 들어 있다!

아시아 최초이자 유일한 비건(Vegan) 보디빌더 트레이너 도혜강의 7주 10kg 감량 프로젝트를 소개한다. 주차별로 운동 초보자로 쉽게 따라 할 수 있는 운동 프로그램과 간단한 채식 레시피를 수록하였다. 이 책대로 하여 7주 사이클이 끝나면 다시 첫 주로 돌아가 운동 횟수를 늘리고 소요 시간 단축을 목표로 운동 강도를 높여 슈퍼 다이어트를 이어나가면 된다. 이 프로젝트에 참여한다면 꿈만 꾸던 탄탄한 몸매와 건강을 함께 얻을 수 있을 것이다.

혜강 지음 | 160쪽 | 값 15,000원